皮膚病は病院では治らない

蔡篤俊

はじめに

台湾出身の私が最先端の医学を学ぼうと、日本に留学したのはいまから三〇年近くまえのことです。千葉大学医学部に留学した私は、大学を卒業後、二年間、大学付属病院産婦人科の医師として勤務し、その後、内科医として東京で自分のクリニックを開業しました。クリニックで診察を続ける傍ら、私は中国で伝統の鍼灸と漢方の研究を行ない、さらに、一九八七年には順天堂大学医学部精神神経科に入学し、九二年には博士号をとりました。そして、現代西洋医学と鍼灸、漢方を組み合わせた治療法を考案し、これまで実践してきました。

産婦人科の医師として勤務していた時代、現代西洋医学の現場を、身をもって体験しました。患者がやってきたらまず検査に回し、検査結果が出るまで一週間ぐらい患者を待たせ、病気を判断します。その病気が手術を必要とするものであれば、すぐに手術をすることになりますが、手術が必要ないと医師が判断したもの、あるいは手術ができないものであれば、薬を処方して、様子を見るだけです。

そんな西洋医学の治療法を自ら実践しているなかで、自分が成長するあいだ、つねに身近なものとしてあった中国の伝統医学への関心が高まるとともに、漢方や鍼を西洋医学のなかに取り入れることの必要性を感じるようになったのです。

私はこの約三〇年のあいだに医学部の教室や医療の現場で多くのことを学び、経験してきました。それらの経験を通じ、すべての病気は本質的には同一のものであるとの考えに至りました。それは中国伝統医学の考え方とも相通ずるものです。

なぜ私たちが病気になるのか、それについてはこれから本書で詳しく説明していきますが、簡単にいえば、体のなかに毒がたまっていくからです。その毒が体のどの部分にたまるか、どのぐらいたまっているかによって、症状の程度やあらわれ方が違ってきます。この考え方を私は「万病一毒論」と呼んでいます。

「天下は分裂すれば統一し、統一すれば分裂する」、これは『三国志』の巻頭の言葉です。医学もはじめは一つの考え方ですべての病気を考えていました。それが内科と外科に分けられ、さらに研究のために次々と細分化されていき、現在では二五以上の科に分けられています。しかし、私は『三国志』の巻頭の言葉のように、研究がもっと進められ、さまざまな病気の本質が明らかにされたときには、医学はまた一つの総合的な考え方にまとめられるだろうと考えています。

つまり、事故などによる外傷や出血、骨折などのケガを除けば、すべての病気の原因は本質的には一つしかないというところに行き着くだろうと思うのです。

現在、医学はあまりに細分化され、複雑になりすぎたことによる弊害が起こっています。細分化された一つの分野を専門とするために、狭い視野によって病気を、患者をみるために、誤診や医療事故など、多くの問題が生じています。なかには皮膚病のように、病気の根っこを見誤ったがために、ステロイドなどによる治療が行われ、症状をかえってこじらせているものも少なくありません。これらはいくら病院に通っても、西洋医学の化学薬品による治療だけでは治りようがないのです。

しかし、すべての病気は本質的に同一であるという考え方に至れば、すべての病気、症状を一つの鍵によって解き明かし、治療することができるようになります。あえて誤解をおそれずに簡単にいえば、いかに体に毒をためないか、それが病気の予防法であり、たまった毒をどう出すか、それが治療法となるのです。

人体実験まがいの手術が行われた大学付属病院の例をひきあいに出すまでもなく、大病院を中心とした現代医療を盲信してはいけません。病気によって病院で治せるものと治せないものがあるのです。

とくに繰り返しいいますが、化学という人体にとっては毒である物質に頼った西洋医学偏重の治療では、ぜったいに治せない病気がいくらでもあるのです。

二〇世紀は科学的には飛躍的に進歩した時代ではありましたが、本物とニセモノ、真実とウソがないまぜになった混沌の時代でもありました。二一世紀はそれが解明、整理される本物、真実の時代になります。医学の世界の真実とは、すべての病気の本質は同一であり、一つの鍵で解き明かせる「万病一毒論」なのです。

本書では、私がいきついた医療の結論「万病一毒論」を紹介するとともに、皮膚病に代表される誤った治療法の弊害についても述べました。そして私が実践するカッピング、鍼、漢方を中心とする医療も解説しました。

私自身、病院を経営する医師ですが、治せもしない治療法を行う病院があまりに多い現状に、警鐘をならす意味で、刺激的な書名にしました。多くの患者の皆さんに目を覚ましてもらいたいとの思いを込めました。皆さんの健康の一助になれば望外の幸せです。

平成十五年十月

蔡《さい》篤俊《とくしゅん》

皮膚病は病院では治らない◎もくじ

第2章　皮膚病は、病院では治らない

第3章　鍼灸は最高の治療法

第4章　体に〝毒〟をためない生活術

付録　万病予防の120カ条

本文イラスト／飛鳥幸子

第1章

万病一毒論 ――

現代社会は「毒」に満ちている

なぜ、病気になりやすい人となりにくい人がいるのか

中国には、「病は口からはいる」という古いことわざがあります。五〇〇〇年にもわたって言い伝えられていることわざですが、これは現代においても通用し、ほとんどすべての病気は、「口からはいる」といっても過言ではありません。

風邪やインフルエンザが呼吸によって口や鼻からウイルスが体内にはいり、感染することや、赤痢、コレラなどの下痢をともなう伝染病が食べものなどを通じて口から菌がはいり、感染することはよく知られています。しかし、いろいろな病気をみていくと、多くの病気が口から菌やウイルスなどの有害物がはいることによって発病することがわかります。

しかし、これらのインフルエンザウイルス、コレラ菌といったウイルス、病原菌は、病気が起こるきっかけを与える有害物質で、それらが体内にはいることによって病気の引き金が引かれます。

病気の本質的な原因は、それらのきっかけを与える有害物質ではなく、体内に蓄積されてきた毒です。同じウイルスや菌が体にはいっても、病気になる人もいればならない人も

います。また、病気になっても軽い症状ですぐに治ってしまう人もいれば、症状が重くなって、命を落とすような深刻な状態になってしまう人もいます。

こうした発病の有無や症状の違いが起こる理由は、抵抗力や体力の有無にあるとよくいわれますが、体のなかにどれだけ毒がたまっているかが、病気になるかならないか、症状がどれだけ重くなるかを左右するのです。

私たち人間は、生まれてから死ぬまでのあいだにいくつもの病気をしますが、それらの病気の種は、生まれたときから持っているものがほとんどであると考えられます。私たちの健康を大きく害し、命にかかわるような病気は、細胞の破壊、血管の破裂、臓器の破壊、細胞の異常増殖（ガン）に大別されます。

このなかで例として一番わかりやすいのはガンかもしれません。ガンは誰もがその種、ガン因子を持っているといわれます。そのガン因子が活動をはじめ、細胞が異常増殖を起こしてガン細胞化し、さらにそれが病巣となるほど大きくなるかどうかは、発ガン物質などのガンが起こる引き金となる物質が体内にはいり込むかどうか、免疫機能などガンの発生、増殖を抑制する作用が強いかどうかによると考えられています。

このガン発生のメカニズムは、すべての病気に共通するものといえます。発ガン物質といわれるものは、さきほど触れた「毒」です。毒がたまることによって、生まれついて持っていた発ガン因子が動き出し、細胞が異常増殖し、ガンになるのです。ほかの病気も同様で、毒がたまることで、たとえば心臓病、あるいは脳疾患の生まれつき持っていた因子が活動をはじめて病気の芽が出て、さらに毒がたまっていくことでその芽が成長していって、ついに病気となって健康を害し、命を脅かします。

ここでいっている毒とは、現代医学では解明されてもいないし、理解されてもいないものです。目で見えるもの、科学的に分析、説明できないものは認めようとしない現代西洋医学では、解明も理解もできないものともいえます。その毒をわかりやすく定義するとしたら、私たち人間の体に合わないもの、体で燃焼、代謝されにくく、利用されず、たまってくると体によくないものといえばいいかもしれません。もうすこし科学的にいえば、体を構成している細胞の生命活動の邪魔をしているもの、細胞に合わないものという言い方もできるでしょう。

この毒が体のどこにたまるか、どこに作用するかによって、どんな病気になるか、どういった症状があらわれるかが違ってきます。病気には先天的な要素と後天的な要素があるといわれますが、毒がどこに作用するかは遺伝的な要素の強い先天的な部分であり、どこにたまるかは後天的な要素ともいえます。そして、毒がたくさんたまればたまるほど、病気は重く、症状はひどくなるのです。

体のなかにたまっていく毒は、食事や呼吸を通じてはいってきます。私たちは生きていくためには呼吸をして酸素を取り入れなければなりませんし、何かを食べて栄養素を補給しなければなりません。

酸素が含まれている空気は、酸素以外にもさまざまなものから構成されていますが、それらのなかには体にとって毒となるものも少なくありません。食べものにも体にとって不可欠な栄養が含まれている反面、体によくないものもたくさん含まれています。

猛毒を持ったフグの内臓や毒キノコなどは、食べれば神経障害を起こして呼吸困難などになり、命を落とします。これほどの毒性はなくても、毎日、すこしずつ食べることによって体のなかにたまっていき、毒となって病気の原因となるものはたくさんあります。私たちの周りにある食べもののなかには、毎日食べていいもの、たまに食べていいもの、食べてはいけないものがあるのです。

食べてはいけないものを食べていれば、体にはどんどん毒がたまっていきます。毒がたまっていくと、その毒がたまった体の部分に「こり」が生じてくるというとわかりやすいかもしれません。肩こりは血行が悪くなって、肩の周辺の筋肉に乳酸がたまることによって起こると考えられていますが、同じように、内臓や関節などに「こり」が起こり、それが病気を引き起こします。

私たちが生きているかぎり、これらの毒を体にまったく入れないということは不可能でしょう。しかし、すこしでも体のなかに毒を入れない、はいってしまった毒を体のなかにためずに、排出するという努力、工夫はできるはずです。そうした努力が病気にならないための、たとえ病気になっても軽くすませるための予防になるのです。

現代人は毒に囲まれて生きている

戦後、日本は飛躍的に経済発展を遂げて、社会も生活も豊かになりました。日本の経済成長の時代は科学技術が大きく進歩、発展する時代でもあり、日本の社会は新しい技術がふんだんに利用されてきました。

そうしたなかで、日本の衛生環境も、上下水道の整備が進んだのをはじめとして、大きく改善されてきました。赤痢、コレラなどの多くの法定伝染病が劇的に減少したのは、こ

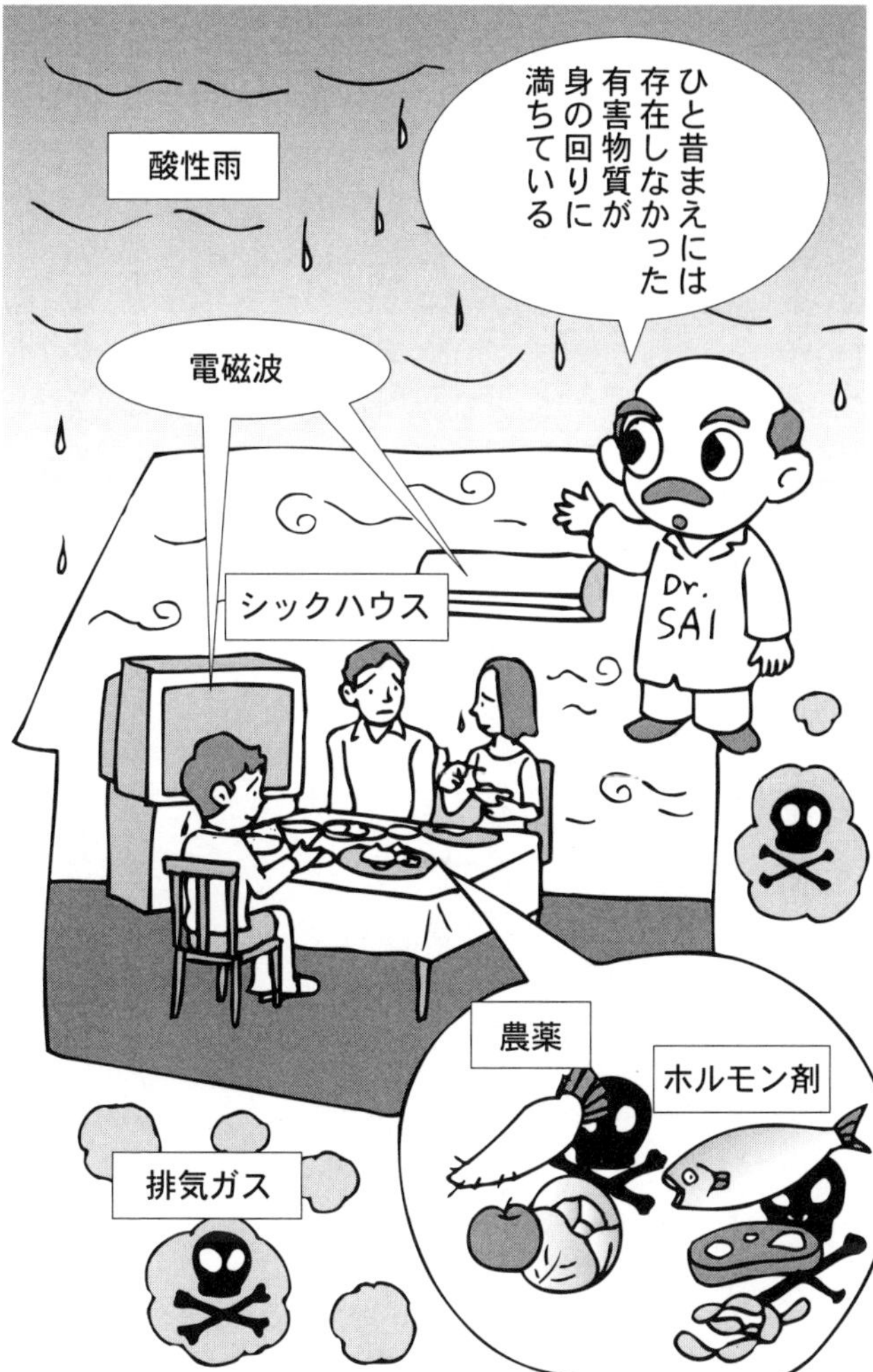
ひと昔まえには
存在しなかった
有害物質が
身の回りに
満ちている
酸性雨
電磁波
シックハウス
Dr. SAI
農薬
ホルモン剤
排気ガス

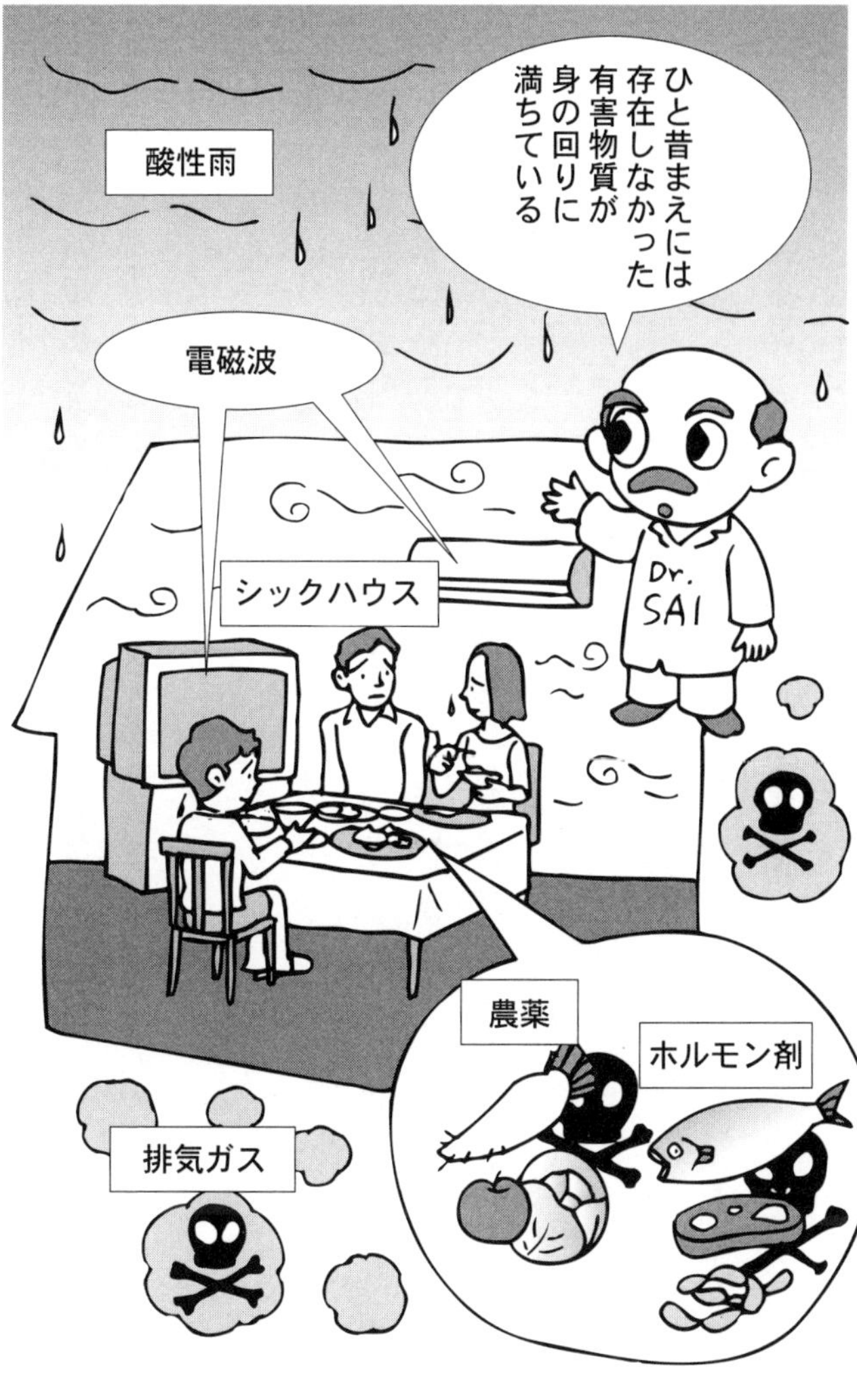

れらの衛生環境の向上によるものであることは間違いありません。

　では、私たちが現在、毎日暮らしている環境は、昔に比べて体にとって有害な、体内にたまることによって病気を引き起こすもととなる毒が少なくなったのかといえば、逆に、毒はどんどん多くなっています。

　たしかに、戦後まもない頃には、赤痢やコレラだけでなく、チフス、ジフテリア、破傷風、結核など、いろいろな伝染病が蔓延し、多くの人が命を落としました。そうした時代に比べたら、いまは衛生的で、安心して暮らせる環境という側面があることも事実です。しかし、伝染病が猛威をふるっていた戦後すぐの頃は、食べるものも不足し、日本人の栄養状態が極端に悪かったという特殊な事情も考えなければなりません。また、伝染病の感染が数多かったということは、病気を引き起こすきっかけが多かったということでもあるでしょう。

　いまは、そうした病気を引き起こすきっかけとなる細菌の感染は以前よりもずっと少なくなっています。しかし、その反面、病気のおおもととなる毒がたまりやすい環境になり、それが、伝染病が激減したのに対して、ガンや心臓疾患、脳疾患などが増えるという日本人の病気の傾向の違いとなってあらわれているのです。

私たちがいま生活している身の回りには、人工的な有害物質が満ち溢れています。とくに、大都会ではその傾向が顕著です。近年、地球環境の破壊が深刻といわれるようになりましたが、地球全体の環境が悪くなり、破壊されるということは、人間にとっても毒になる物質が多くなっているということです。

毎日、私たちが吸っている空気は、クルマが吐き出す排気ガスや工場から排出される煤煙でいっぱいです。雨には酸性雨に代表されるように、空気に含まれる汚れが大量に混じっています。家のなかでは、テレビ、エアコン、パソコンなどさまざまな電気製品に囲まれていて、それらは電磁波を撒き散らしています。最近、大きな問題となっているシックハウスのように、建材に使われた化学物質が体に悪影響を与え、病気を引き起こすケースも増えています。新築された学校の校舎から高濃度の有害物質が検出されるシックスクールの問題も、しばしば報道されるようになっています。シックハウスのように明らかに健康被害をもたらすほどではなくても、化学物質が使われている家で生活していれば、放出される毒は体のなかにはいり込み、たまっていきます。

あたりまえのように食べている食品のなかにも、毒となるものはたくさん含まれています。野菜などの農産物には、大量の農薬や化学肥料が使われています。肉や養殖魚には、成長を早めるためのホルモン剤や病気を防ぐための抗生物質がエサに混ぜて与えられ、それらは肉のなかに残存しています。

これらの農薬や化学肥料、ホルモン剤、抗生物質などは、人間の体に悪影響を及ぼさないことが実験によって明らかにされた使用基準が設けられています。しかし、これらの使用基準は、あくまで一度に摂取しないかぎり大丈夫というもので、長期間、とり続けた場合の安全性は、「おそらく大丈夫だろう」という予測にすぎません。

食品添加物も同様で、長期間、たとえば何十年も継続的にとり続けた場合の安全性は、実証されているわけではありません。

このようにして、私たちは毎日の生活のなかで、気づかないうちに体の中に毒をどんどんためこんでいます。その毒はいつしか体のなかで限界量を超えて多くなり、さまざまな病気となってあらわれるのです。

昔に比べて、いまのほうがさまざまな毒に囲まれていて、その毒によって病気が引き起こされていることは、以前には問題とされなかったような病気が次々と発生していることでわかります。

たとえば、いまではたくさんの人が悩まされている花粉症も、その患者が確認されたのは戦後になってからとされていますし、患者数はどんどん増える一方です。アトピー性皮膚炎や膠原病《こうげんびょう》などの原因が解明されていない病気も、経済が成長し、生活が豊かになる反面、環境汚染が深刻になる時代に問題となってきました。

あとで詳しく述べますが、医薬品も化学的に合成されたものは、体にとって毒となるものです。いまは薬も手軽に買えるようになっていて、熱がでた、胃の調子が悪い、下痢をしたと、すぐに薬を飲むようになっています。薬を飲めばそのときは症状が治まって、体にいいような気がしますが、じつはそれらの化学薬品は毒となって体のなかにたまってい き、病気の原因になるのです。

私たちはいま、便利で豊かな生活を満喫していますが、便利になればなるほど、身の回りには毒が増えてきて、その毒は確実に私たちの体のなかにたまっています。そして、その毒が私たちを悩ませるいろいろな病気を引き起こしているのです。

「環境ホルモン」という名の毒が、病気を引き起こす

現代社会のなかで暮らしている私たちを蝕んでいる毒、昔にはなかった毒の代表的なも

のの一つが、環境ホルモンです。

環境ホルモンといわれるもののなかで、もっとも有名なのはダイオキシンでしょう。ダイオキシンは歴史上最高の猛毒とさえいわれるほどの強い毒性を持っていて、わずか一グラムで一万七〇〇〇人の命を奪うことができるともいわれます。アメリカ軍がベトナム戦争で使用し、ベトナムで多くの奇形児が生まれる原因になったとされ、アメリカ兵に原因不明の病気をもたらしたともいわれる枯葉剤にもダイオキシンは使用されていました。

ダイオキシンが社会問題として大きく取り上げられるようになったのは、プラスチックなどの塩化ビニールを含んだものを焼却したり、加熱すると、ダイオキシンが発生することがわかったからです。

全国各地でゴミ分別の徹底が図られるようになったのは、ダイオキシン問題が大きく関係しています。地域によって差はあるものの、多くのところでゴミの分別が厳しくいわれ、ゴミ焼却場もダイオキシンの発生が抑えられる新型の焼却炉の導入が進められています。しかし、逆にいえば、ダイオキシンの毒性が大きく取り上げられ、問題とされる以前は、ダイオキシンは発生し放題だったということになります。また、いまでもゴミの分別が完璧に行なわれているわけではありませんし、ダイオキシンが発生しないとされる焼却炉がすべての焼却施設に導入されているわけでもありません。さらに、ダイオキシン発生の元凶ともいわれる産業廃棄物処理場の問題も解決されてはいません。

ダイオキシンに代表される環境ホルモンは、ホルモン撹乱物質とも呼ばれるもので、体内にはいるとホルモンと似た働きをするために、ホルモン代謝に異常が起こります。そして、ホルモン代謝の異常が原因となって、生殖機能や生殖器などの異常や病気、ガン、奇形児などが発生すると考えられています。

ダイオキシンに注目が集まりがちですが、環境ホルモンの疑いのある物質は、これまでにわかっているだけでも七〇種類以上あるといわれています。環境ホルモンの一種と考えられるフタル酸エステルが、乳幼児用オモチャの約九〇パーセントに使用されていたという東京都の調査結果が発表されたときには、大きな話題となりました。

同じように環境ホルモンと疑われるビスフェノールAは、おしゃぶりやカップ麺の容器からも検出されています。おしゃぶりもカップ麺の容器も、毒性物質が含まれていれば、口から体内にはいる危険がひじょうに大きいものです。

アトピー性皮膚炎や子宮内膜症など、免疫異常が原因ではないかと考えられている病気は、昭和四〇年代頃から増えはじめ、かつては原因不明とされていた病気のなかにも、免疫異常が原因と考えられるようになったものも少なくありません。免疫異常そのものがなぜ起こるかはまだ完全に解明されてはいませんが、その原因の一つとして、環境ホルモンの影響も考えられています。

環境ホルモンがさまざまな形で私たちの体のなかにはいって、たまっていきます。たとえば、ダイオキシンであれば、プラスチックなどを燃やしたときに直接、呼吸によってはいってくるだけでなく、肉や魚、野菜などの食品からもはいってきます。

以前、野菜から高濃度のダイオキシンが検出されたとの報道が話題になったことがありますが、土壌が環境ホルモンに汚染されれば、当然、野菜も汚染されます。川や海が環境ホルモンで汚染されたら、魚もその影響を受け、動物もエサや空気によって環境ホルモンが体内にはいり、蓄積されていきます。これらの環境ホルモンに汚染されたものを食べている私たち人間の体のなかには、知らず知らずのうちに環境ホルモンがたまっていっているのです。しかも、環境ホルモンは排泄されにくいといわれています。

環境ホルモンは、豊かで便利な生活をもたらしてくれた科学技術が生み出した鬼っ子といえるかもしれません。私たちは便利な生活の恩恵を受ける一方で、その毒を体のなかにためこみ、その毒によって、さまざまな病気に苦しめられるようにもなったのです。

ストレスが多い生活は、体に毒をためやすい

私たちの健康を蝕んでいるものの一つがストレスです。ストレスという言葉は、いまではあたりまえのように使われていますが、もともとは物理学の用語です。ゴムボールを指で押すと、ボールはへこみますが、このとき指によってボールに加えられている外部からの力をストレッサーといい、その力によってボールがへこんでいる状態をストレスといいます。ですから、人間の場合も、精神的なものだけでなく、肉体的なものも含まれ、外部から加わるものはストレッサーといい、ストレッサーがかかった状態をストレスというのが正確なのです。しかし、一般的にはストレッサーも含めてストレスといわれ、肉体的といわれる場合以外は、精神的なものを指すのが普通です。

ストレスを感じると、自律神経の交感神経の働きが活発になります。よく知られているように、自律神経には交感神経と副交感神経があります。交感神経は興奮したとき、怒ったとき、不安を感じたとき、緊張したときなどに活発に働き、副交感神経はリラックスしたとき、落ち着いているときなどに活発になります。

交感神経が活発に働くと、脳下垂体からアドレナリンなどのホルモンが盛んに分泌され、さらに副腎皮質ホルモンも分泌されます。副腎皮質ホルモンは、アトピー性皮膚炎などの治療に使われるステロイドホルモンのことです。

ステロイドホルモンが治療薬として使われるのは、免疫反応を低下させたり、炎症を抑制させる作用があるためで、私たちの体もストレスを感じて、副腎皮質ホルモンが分泌されれば、一時的に、免疫機能の低下などが起こります。これは一種の体の防御反応で、ストレスが取り除かれれば、副腎皮質ホルモンの分泌は抑えられ、免疫機能なども元通りに戻ります。

しかし、長期間、強いストレスがかかったままの状態でいると、つねに交感神経が活発に働き続けるために、免疫機能は低下したままの状態になり、免疫の主役である白血球やリンパ球といった免疫細胞の活性が低下し、体外から侵入してくるウイルスや細菌などを攻撃し、撃退する力が衰えてしまうのです。

ストレスによってさまざまな体の異常が起こることはよく知られています。下痢や便秘、胃潰瘍などは、ストレスによる身体的な異常の代表的なものです。胃潰瘍の場合は、ストレスによって交感神経の働きが活発になって、胃酸の分泌が促されるために胃の粘膜が傷つけられることで引き起こされます。下痢や便秘は、自律神経のバランスが崩れることで腸の蠕動《ぜんどう》運動が正常でなくなることが原因となります。

ストレスが原因になっていると考えられている病気はいくつもありますが、免疫機能やホルモン分泌の異常がストレスによって生じることから、アトピー性皮膚炎、膠原病などの免疫異常疾患、ガン、糖尿病など、現代人に多く見られる病気にもストレスが関係しているともいわれています。

また、ストレスが長期にわたってかかっていると、代謝機能が衰えてくることから、体内に毒がたまりやすくなります。私たちの体のなかには、毎日、食事や呼吸などによってたくさんの毒がはいってきますが、健康なときには、新陳代謝も活発であることから、排泄される毒も多く、体内にたまる量は少なくなっています。ところが、ストレスによって新陳代謝が衰えると毒の排泄が十分に行なわれなくなり、体内に毒がどんどんたまっていってしまうのです。

私たちは生きているかぎり、ストレスとまったく無縁でいることは不可能ですし、適度なストレスはむしろ体にとって望ましいとも考えられています。しかし、現代は、肉体的にも精神的にも、あまりに多くの、強いストレスがかかる時代です。とくに、最近の深刻な不況のもとでは、仕事や将来への不安、経済的問題など、大きなストレスがのしかかっている人も少なくありません。

そうしたストレスは、精神的に大きな負担となっているだけでなく、体調を狂わせ、病気の原因となり、さらには、体を毒がたまりやすい状態にしています。ストレスをためすぎず、上手にストレスとつき合っていくことは、いまの健康だけでなく、体内の毒によって、将来、病気が引き起こされることを防ぐためにも重要なことなのです。

ファーストフードには、〝毒がいっぱい〟か!?

戦後の経済成長のなかで、日本人の食生活は大きく変わりました。とくに、ここ二〇年ほどのあいだの変化はひじょうに大きいものがあります。

最近、「粗食」を見直す声がでていますが、かつての日本人の食生活はけっして豊かではなかったといってもいいでしょう。それは戦後まもなくの、もののない時代だけではなく、昭和三〇年代までそうした状況が続き、日本人の食事がすこしずつ豊かになってきたのは昭和四〇年代になってからです。

かつての日本人の食生活は、「粗食のすすめ」などという形で見直され、あるいはアメリカなどで「健康食」として評価されているように、豊かではないものの、健康面から考えると、かなりバランスのとれた食生活であったといえます。

当時は、カルシウムなど、一部の栄養素の摂取量が足りないと指摘され、もっと栄養のある食事をといわれることもありました。しかし、米、小麦などの穀類、大豆などの豆類、野菜を中心に少量の魚、肉などの動物性たんぱくを加える食事は、生活習慣病などの恐れの少ない、体に負担のかからない内容です。

それが高度経済成長の成果があらわれ、日本が世界的にも経済大国として認められるようになるにつれ、日本人の食事はすこしずつ西洋化しはじめ、肉類や脂肪の摂取量が増えていきます。そして、それに歩調を合わせるように、生活習慣病や花粉症、アトピー性皮膚炎などの病気も目立つようになってきました。

食事の西洋化によって、明らかに増加したのがエネルギー量と脂肪の摂取量で、いまでは、エネルギー量、脂肪ともにその摂取量は、厚生労働省の一日の所要量を上回っているとの調査結果が出ています。エネルギー、脂肪のとりすぎが肥満増加につながり、糖尿病などの生活習慣病や皮膚病の急増に結びついていることはいうまでもないでしょう。

食生活の変化が体に与える悪影響は、こうした栄養面だけではありません。食事を通して、体のなかに毒が大量にはいり込むようになったのです。かつては、家庭での食事といえば、食材を下処理するところからはじめて、すべて手作りされるのがほとんどでした。そのため、食材も調味料も何をどのぐらい使っているのか、わかっていました。

ところが、現在では加工食品を利用する割合が増えています。いまは働く女性が増えたことなどもあり、スーパーに行けばレトルト食品などのように、ちょっと手を加えるだけで食べられる食品、真空パックの煮物など温めるだけで食卓に並べられる商品が簡単に手にはいります。また、少量ごとにパック入りした惣菜類も和食から中華、洋食まで、豊富に揃っています。

こうした加工食品、惣菜類には、どんな調味料、添加物が使われているのかわかりません。ほとんどの加工食品には、いろいろな添加物や保存料が使われていると考えるのが普通です。また、大きな工場で大量生産されて、各店舗に配送されている惣菜類にも、保存料が使われています。

以前から、町の商店街には惣菜を売る店はありました。とくに、女性が重要な働き手である町工場などの多い地域では、そうした惣菜店は数も多く、重宝されてきました。しか

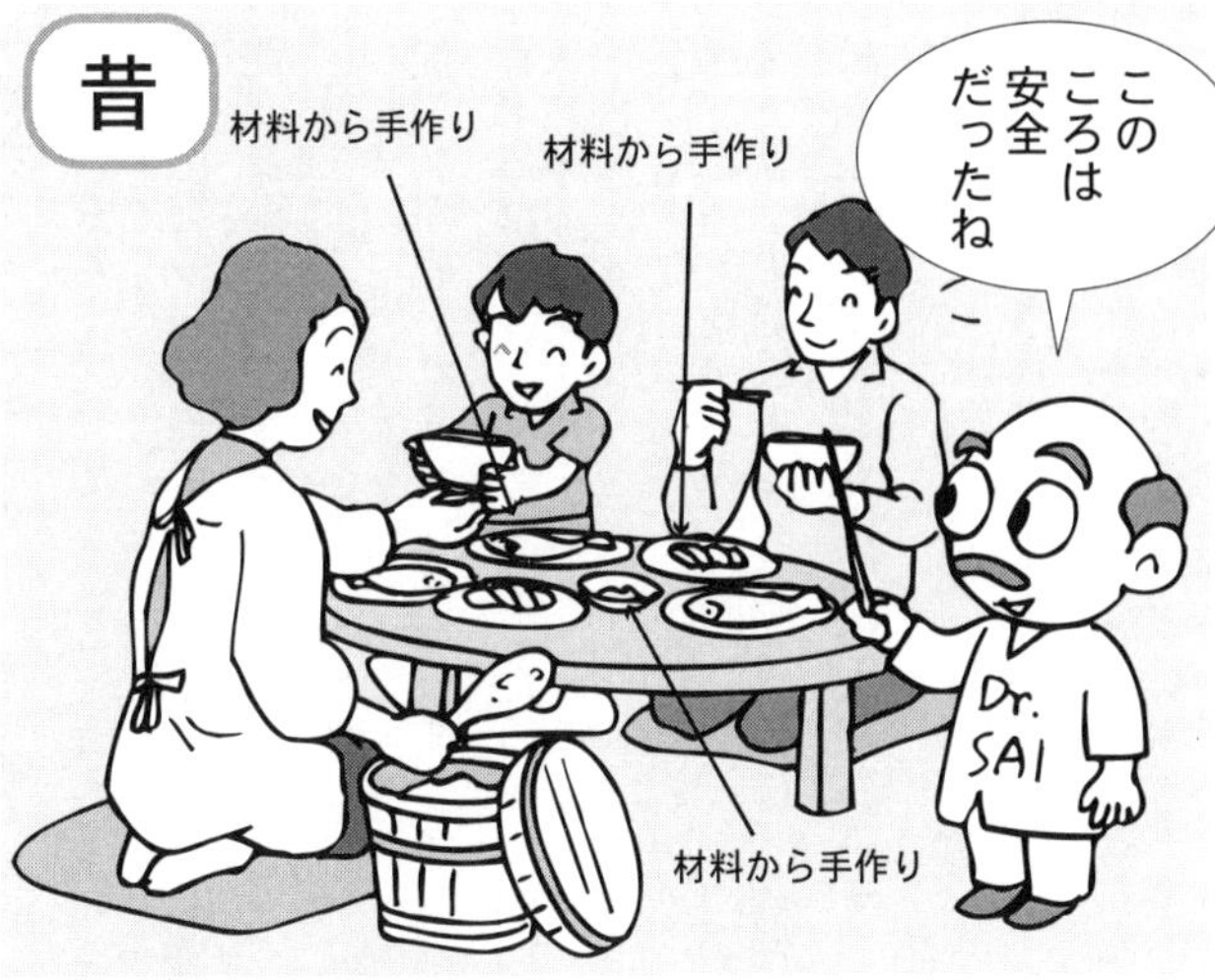
昔
材料から手作り
材料から手作り
このころは安全だったね
Dr. SAI
材料から手作り

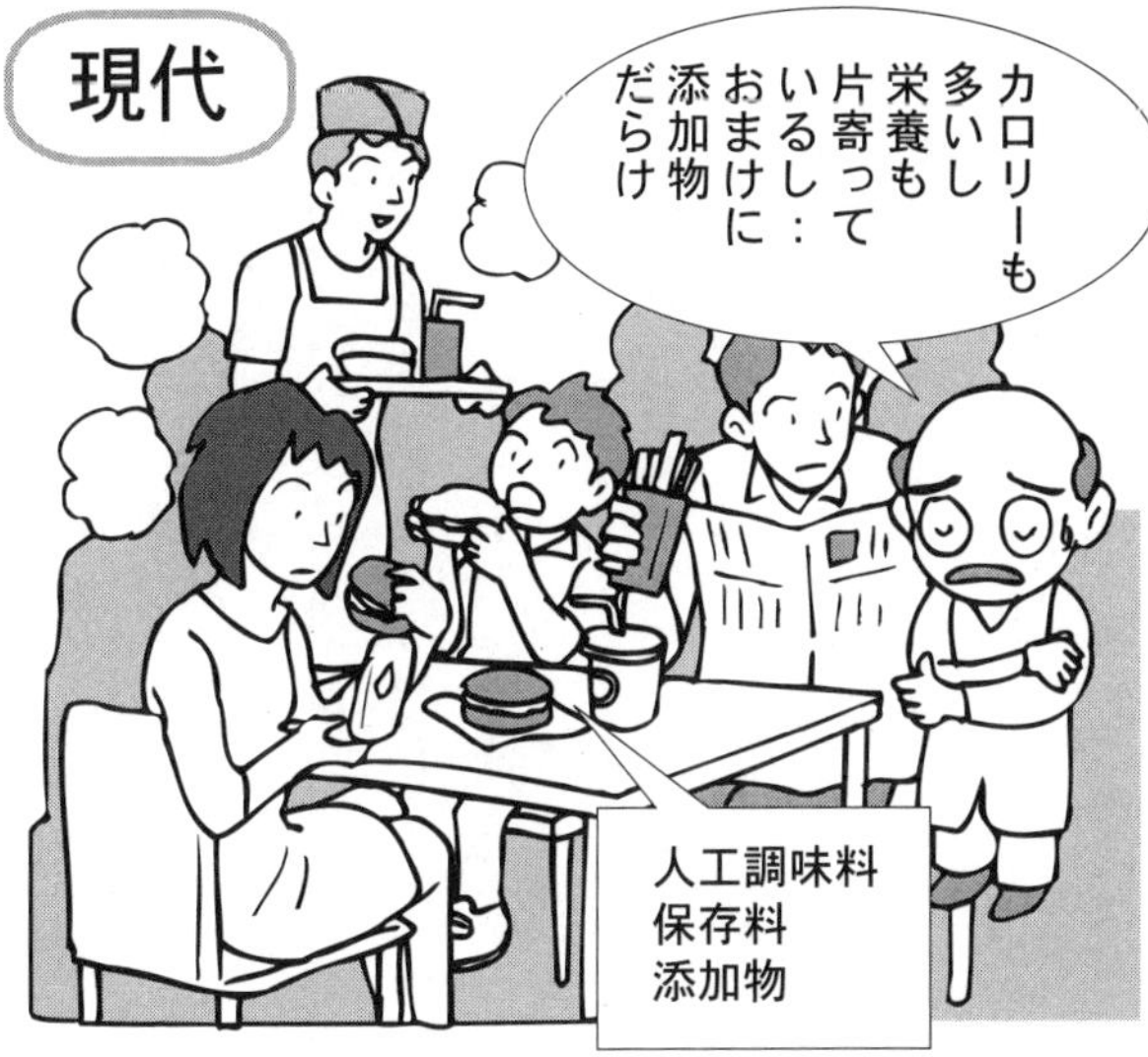
現代
カロリーも多いし栄養も片寄っているし…おまけに添加物だらけ
人工調味料
保存料
添加物

し、昔ながらの惣菜店では、店に並べられた惣菜はすべて手作りで、一部のものを除けば、その日のうちに売り切ることを考えて作られていますから、添加物や保存料が使われるようなことはありません。いわば、自分の家で作るものとほとんど変わらないものを、作る時間がないからお金を出して買ってくるという感覚でした。

いまでは、こうした町の惣菜店の多くが姿を消し、代わりにスーパーなどで、加工品、半加工品が売られる時代になりました。しかし、大量生産されるそれらの食品では、変質や食中毒などの危険を避けるために、添加物、保存料を使うことが当たり前になっています。

日本人の食生活を大きく変化させたのが、ファーストフード店やコンビニ、ファミリーレストランの登場でしょう。手軽に、気軽に食事や買い物ができるファーストフードやコンビニは便利で、とくに若い人たちにとっては、なくてはならない存在になっています。

ファーストフードやジャンクフードといわれる食べものは、いろいろな面からさまざまな危険が指摘されています。栄養の偏り、カロリー過多はしばしばいわれますし、子供の頃からファーストフードなどを中心とした食生活を送ると、味覚の発達に問題があるのではという意見もあります。

そうしたファーストフードなどへの不安のなかには、「何がはいっているかわからない」というものがあります。材料、調味料、添加物など、どんなものがどの程度使われているかわからないことが不安で、心配だという声です。

極端な言い方をすれば、ファーストフードやジャンクフードは、毒を食べているようなものだといえるかもしれません。人工調味料、添加物、保存料などがいろいろと使われているのですから、それらは体のなかに毒としてたまっていき、あるとき、病気を引き起こすことになります。

コンビニの弁当もおにぎりも、工場で生産されて、各店舗に配送されますから、保存料などを加えているのは当然です。ファーストフード店やファミリーレストランも、店では温めるだけですむように、ほとんどの調理は工場で行なわれて冷凍、真空パックなどの形にされますから、添加物、保存料が大量に使われているに違いありません。いつ、どういう形で提供され、客の口にはいるかわからない食品の場合、味の劣化や変質、食中毒などの事故を防ごうとしたら、添加物や保存料の使用は必要悪で、避けられないことなのです。

いまでは多くの人たちがファーストフードやコンビニの弁当、ファミリーレストランを利用しています。もちろん、時間がないなどの理由で、そうしたもので食事をすませなければならないこともあるはずです。しかし、その頻度が高くなると、危険だということを認識する必要があります。

添加物や保存料などの人工的なものは、体のなかにはいると排泄されにくく、たまっていきます。ファーストフードなどを毎日のように食べている若い人たちも、毒をためるような食生活をしているつもりはないでしょう。しかし、その毒はいつか病気となってあらわれてくることは間違いありません。それが皮膚病となってあらわれるのか、それとも糖尿病なのか、あるいはガンなのか、病気になってそれがわかるのです。

SARSは間違った食生活への警告

中国が発生源とされる新型肺炎SARSは、中国をはじめ、香港、台湾、カナダのバンクーバーなどで多くの感染者と死者を出し、世界中に恐怖と不安を与えました。中国で開催予定であった世界会議が中止になったばかりでなく、日本などでもいくつものスポーツイベントが中止、延期に追い込まれています。

ベトナムのように感染者がでながら、早期に感染者の徹底隔離など、思い切った対策をとり、被害を最小限に食い止めて、感染の広がりを終息させた国もある一方で、中国では感染状況や感染者数などが意図的に隠されて、情報開示が十分に行なわれなかったために、感染の広がり、増加が続き、世界的にも、また国内からも大きな批判が起こりました。香港や台湾での感染の拡大も、感染者が発生した初期段階での対策や情報公開の遅れが原因であったといわれます。

日本では幸いに感染者は一人も出ることなく、世界的にSARSの感染拡大は収まり、各地に終息宣言が出されました。しかし、世界的に研究者、医療関係者の共通した見解として、SARSの心配がこれで完全になくなったわけではないといわれています。SARSが下火になったのは、感染地域であった北半球が暖かくなったことが大きな理由で、これから冬を迎える南半球での発生が心配されているだけでなく、秋以降にはふたたび北半球で発生、感染が広がることはほぼ間違いないと考えられているのです。つまり、日本にSARS禍が広がる恐れがあるということです。

SARSはコロナウイルスの一種が原因であると考えられていますが、これまで発見されていたコロナウイルスとは異なる新種のものであるため、ワクチンの開発など、効果的な予防法、治療法の確立までには時間がかかるといわれています。SARSに関心が集まったのは、感染の広がりや被害の大きさももちろんのこと、新発見されたコロナウイルスの感染源が動物ではないかと疑われていることも理由の一つです。

これまでのところ、ジャコウネコ科の動物であるハクビシンが感染源の疑いがもっとも強く、ハクビシンから、SARS感染者から検出されたコロナウイルスとよく似たウイルスが見つかったとの報告もあります。また、タヌキからも似たウイルスが検出されたとの報道もありました。

SARS患者が最初に発生した中国・広東省は、「食は広州にあり」といわれ、食文化が華やかな地として知られ、「四本足のものは、机以外は何でも食べる」と揶揄《やゆ》されるほど、動物をよく食べることで有名です。

中国では肉といえば豚肉を指すように、もっともポピュラーなのが豚肉ですが、それ以外に牛や羊、鳥はもちろん、野生動物や蛇、ネズミ、スッポンなど、ゲテモノとされる類のものまでが料理の材料として珍重され、それらの肉を扱う専門店もあります。問題になったハクビシンも、広東では人気のある肉の一つだったのです。

SARSはある意味で、起こるべくして起こった病気ということができるでしょう。間違った、過剰な肉食によって、人間が自ら招いたものなのです。

SARSの場合はこうだ
コロナウィルス
タヌキやハクビシンの体にいるときは害がない
食べる
コロナウィルス
このように肉を必要以上にとるということは体に毒をためていくということだね
病気を引き起こす

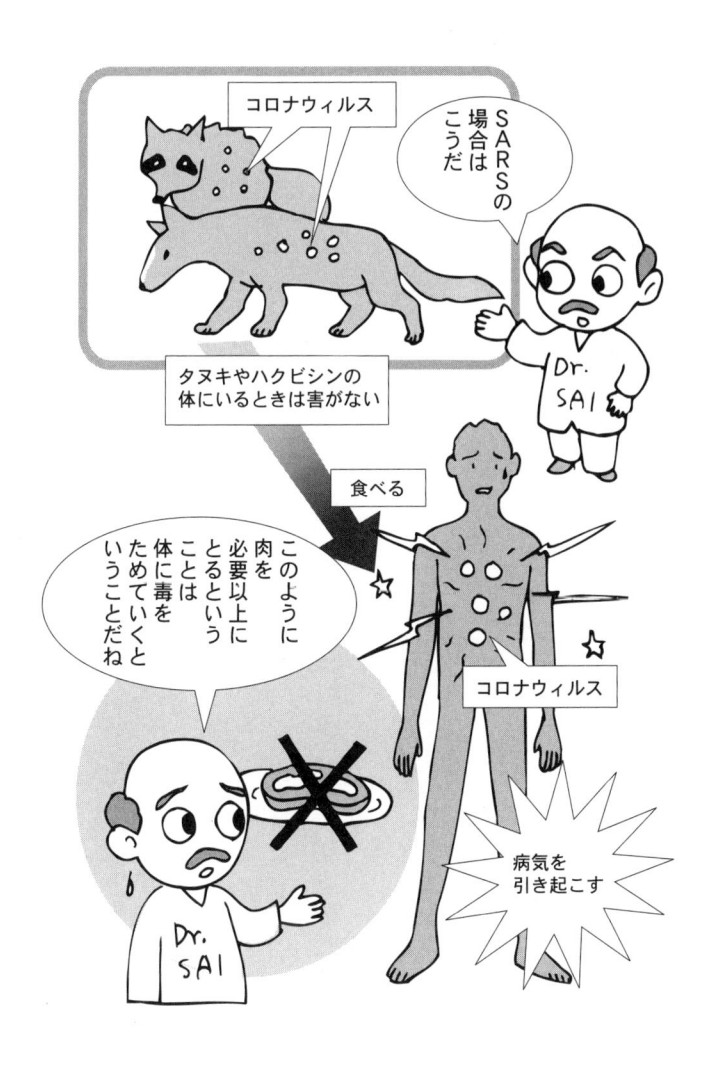

人間の体はもともと大量に肉を食べるようにはできていません。穀類、野菜、豆などを中心に、たんぱく質の補給として必要な量だけの肉や魚をとればいいように私たちの体はできています。肉を必要以上に摂取すれば、それは体にとって負担となり、毒をためることにつながります。

肉にはたんぱく質以外にも、いろいろなものが含まれています。そのなかには、とりすぎても排泄されやすく、毒になりにくい栄養素もあれば、とりすぎれば毒となって体に害を及ぼすものもあります。また、その動物にとっては毒でなくても、人間の体にはいれば毒となるものもあるのです。

ＳＡＲＳのコロナウイルスばかりでなく、ウイルスはたどっていけばみな動物が感染源と考えられます。それらのウイルスのなかには、動物にとっても人間にとっても害のあるものもあれば、動物には害はなく、人間には害となるもの、逆に、動物では病気を引き起こしても、人間は安全だとされるものもあります。

肉を大量に食べていれば、さまざまなウイルスが体のなかにはいってきますから、そのなかには、人間にとっては危険のあるものが含まれていて、病気の引き金を引いても不思議はありません。また、人間には安全だといわれるウイルスでも、それが排泄されずにたまっていけば、いつか許容量を超えて、突然、毒となって体に害を及ぼすこともありえます。

ＳＡＲＳは肉や内臓を食べ過ぎた結果なのです。とくに、広州のように、野生動物や蛇、ネズミなどの肉を珍重し、食べ続けていれば、体に毒がたまり、病気にならないほうが不思議だといっても言い過ぎではありません。

人間が食べるために飼育するようになってから長い歴史のある家畜に比べて、野生動物には人間にとって未知で、免疫のないウイルスや毒がたくさん含まれている確率は高いはずです。

その危険の大きい野生動物を衛生状態にも気を配らずに安直に調理して、日常的に食べていれば、病気になる人があらわれても当然です。そして、ひとたび人間の体のなかで、人間に害を及ぼすような力を発揮したウイルスは、次々とほかの人へと感染していって、病気を引き起こしていきます。

ＳＡＲＳは突然、発生した病気のように思われているかもしれませんが、長いあいだの間違った食習慣が招いたものであり、そうした食生活に対する一種の警告であると考えるべきなのです。

SARSとインフルエンザはどこが違うか

ＳＡＲＳの典型的な症状は、高熱と咳、体の節々の痛みなどで、インフルエンザと似ています。インフルエンザといえば、一九七〇年前後に猛威をふるい、香港風邪と呼ばれたインフルエンザを思い出す人もいるでしょう。

インフルエンザは何年かに一度、大流行し、高齢者などが命を落とすことも少なくありません。現在では、インフルエンザにはワクチンが開発されていて、高齢者や子供へのワクチン接種の必要性がいわれています。

しかし、インフルエンザウイルスはよく知られているように数種類あって、どのウイルスが流行するかは、感染が広がってみないとわからないというのが現実です。いまのところ、すべてのインフルエンザウイルスに対応できるワクチンはないため、あるウイルスのワクチンを打っても、ほかのウイルスが流行ってしまえば、効き目がありません。研究が進められて、ワクチンも開発されていながら、インフルエンザが流行し、死者が出るのは、ウイルスが一種類ではないということが大きな理由となっています。

ＳＡＲＳとインフルエンザの違いは、そのウイルスにあるといえます。ＳＡＲＳの原因とされるウイルスはコロナウイルスの一種と考えられています。コロナウイルスそのものは新しいものではありませんが、ＳＡＲＳのウイルスは分類上はコロナウイルスの仲間と考えられるものの、これまでに発見されていなかった新しいものであり、高熱が続くなど、強い毒性があると考えられています。

ＳＡＲＳウイルスの研究は、本格的にスタートしたばかりで、研究成果も報告によってかなりの差があるケースも少なくありません。ＳＡＲＳウイルスがどのぐらいの期間生きていられるかについても、氷点下で二日という報告がある一方で、一カ月近く生きられるとの見方もあるなど、定説はまだありません。

ただ、ウイルスはすべて動物性たんぱくが変異したものであるといえます。インフルエンザウイルスが牛、豚、羊、鶏などの家畜類のたんぱく質が変成して生まれたと考えられるのに対して、ＳＡＲＳウイルスはハクビシンやタヌキからよく似たウイルスが検出されているように、野生動物のたんぱく質が変異したと考えられます。どの動物が発生源であるかは現段階では推測するしかありませんが、最初に患者が見つかった広州の食習慣を考えると、ハクビシンやタヌキのほかにも、ネズミ、蛇、スッポン、カモなどの野鳥類の可能性もあります。

動物性たんぱくが変異したものであるウイルスは、DNA、RNAの集合体です。このウイルスのDNA、RNAが人間のものに近ければ、人間にとっては毒性が弱く、人間のものと違いが大きければ毒性が強いと考えられます。

これまで発見されたウイルスはさまざまなものがあり、そのなかには人間のものに近いように危険なものもあれば、害がないと考えられているものもあります。人間にとって危険なウイルスというのは、そのDNA、RNAが人間のものとの違いが大きいものはずです。逆に、ある動物には危険でも人間には害がないとされるウイルスは、人間のDNA、RNAに近いものを持っているために、人間には危険がないかわりに、人間とはかなり違うDNA、RNAを持つ動物にとってはひじょうに危険が大きいのです。

SARSウイルスは、同一のウイルスはまだ確認されてはいませんが、よく似たウイルスがハクビシンやタヌキなどの野生動物から発見されています。そのため、SARSウイルスはDNA、RNAがハクビシンやタヌキなどと近く、それらの動物にとっては危険がほとんどないものの、人間のDNA、RNAとは大きな違いがあるために、人間の体内にはいると強い毒性を示すと考えられるのです。

インフルエンザウイルスは人間の体内にはいれば、高熱などの症状を発生させるのですから、人間のDNA、RNAに近くはありませんが、人間にとって身近な家畜が発生源と推測されることから、人間にとって、SARSウイルスに比べれば毒性が弱いと考えることができそうです。

SARSにならないための8つの生活術

SARSの感染が広がるとともに、さまざまな影響が出ました。SARSの感染地域にはWHOが渡航自粛勧告を出したために、ビジネス、観光ともに渡航者が激減し、航空会社や旅行会社は大きな打撃を受けたようです。中国では、日本企業の現地工場が操業の一時停止を余儀なくされるなど、影響は少なくありませんでした。

日本では感染者が出ることはありませんでしたが、台湾のSARS患者を収容した病院の医師が観光ツアーで来日し、帰国後にSARSを発症していたことがわかり、感染が広がるのではないかと一時は心配されました。また、SARS感染者が発生した場合の対応、隔離体制などの方針が厚生労働省からはっきりと示されなかったために、実際の対応にあたる都道府県などの自治体からは、不満、不安の声がかなりあがっていたようです。

SARSがひじょうに危険であると考えられたのは、感染がみるみるうちに広がっていったことと、死者が増えたことによります。WHOは二〇〇三年七月になり、台湾などをSARSの感染地域指定から除外し、世界的に二〇〇二年末からの感染拡大が終息しつつあることを事実上、宣言しましたが、世界中での死者は八〇〇人を超えています。

一シーズンだけでこれだけの死者を出すという感染症は、最近ではほとんど例を見ないもので、しかも、新たに発見されたウイルスが原因であることから、効果的な予防法、治療法が確立されていません。

また、SARSが咳、くしゃみなどにより飛沫感染し、空気感染も疑われることが予防を難しくし、不安を増大させる原因になっています。アフリカで感染が発生し、アメリカにも飛び火したエボラ出血熱は感染した場合の致死率が九〇パーセントともいわれる恐ろしい感染症ですが、血液感染が主であるために、感染防止の対策もとりやすく、SARSのような広がりは抑えられています。

SARSは、そのウイルスも完全に特定、解明されていないことから、ワクチンも作られていませんし、完全な予防法や治療法も見つかってはいません。ワクチンの開発までには数年かかるとの指摘もあります。そのため、前述したように、今後も冬になれば、世界各地でSARSが発症することはほぼ確実ともいわれます。

しかし、SARSをいたずらに怖がるのも考えものです。予防法や治療法が確立されていない病気があるということは不安であることは確かですが、ベトナムが成功したように、感染者を徹底隔離することで、感染の広がりが抑えられることもわかっているのです。

また、SARSによる死亡率に注目してみる必要があります。SARSの死亡率は完全な統計は発表されていませんが、これまで報告されている感染者数と死亡数をもとにすると、五パーセント前後です。エボラ出血熱のように、感染し、発病したら助からないという病気ではないだけでなく、日本ではガンで死亡する人が年間一万三〇〇〇人以上いること、自殺者が年間二万人を超えたことを考えれば、その死亡率は低いといえそうです。

感染も急激に広がったという印象がありますが、七〇〇万人が密集している香港での感染者数が三〇〇〇人台で収まっているのですから、その感染力はひじょうに強いとはいえません。一九九七年から九八年にかけてのひと冬で、香港A型ウイルスによるインフルエンザの感染者は世界中で約一二七万人にものぼったと報告されているのです。

ニュースなどで伝えられるSARSでの死者を見ていくと、高齢者がとくに目立ち、また働き盛りといわれる世代も比較的多く、それに比べると、体力、抵抗力がないとされる子供が少ないという傾向がわかります。

これは、体に毒がどれだけたまっているかによって、SARSの症状が違ってくることを示しています。食事などの長年の生活習慣により、体のなかに毒がたくさんたまっている高齢者は、体力や抵抗力が低下していることも重なって、SARSに感染、発病すると、症状がきわめて重くなり、命を落とす危険が高いのです。

仕事などで多忙な日々を送っている人たちも、生活の乱れや過労、ストレスなどによって体に毒がたまっているために、やはり、SARSに感染してしまうと、重篤な症状になりがちです。しかし、子供は体のなかの毒が大人に比べて少ないために、SARSウイルスに感染しても、比較的に軽い症状で収まり、命にかかわるような事態になることは、あまりありません。

つまり、SARSは体のなかに毒をためないような生活を心がけていれば、感染しても軽い症状で収まる可能性が高く、必要以上に恐れることはないと考えられます。SARSを予防し、たとえ感染しても、軽い症状ですむようにするために、生活上で心がけるポイントは次にあげるものです。

①適度な運動や熱い風呂にはいることで、汗を流す
②体力を維持するために、休息を心がける
③規則正しい生活をする
④ストレスをためないよう、リラックスタイムを作る
⑤生活環境を清潔にしておく
⑥野菜をたっぷりととり、肉食は控える
⑦体内毒素を排出してくれるバナナにハチミツをつけて食べる
⑧新陳代謝を促進するレモン糖水を毎日飲む

こうした生活をしていれば、体内に毒はたまらず、ＳＡＲＳを予防できる健康な状態を保てます。

〝乱食のSARS〟も〝乱性のAIDS〟も根っこは一緒

ＳＡＲＳの感染が広がり、不安が高まっていた時期、ＡＩＤＳ（後天性免疫異常症候群）のことを思い浮かべた人も少なくないかもしれません。たしかに、ＳＡＲＳとＡＩＤＳに

は、いくつかの似た点を見つけることができます。

AIDSはHIVウイルスに感染することによって起こります。HIVウイルスは免疫細胞に作用して、免疫機能を正常に働かなくするために、免疫力が急激に衰えていきます。そのために、健康であれば大きな問題にならないような細菌やカビに感染し、抵抗力がないために重篤な症状に陥り、最終的には命を落とします。

このHIVウイルスとSARSウイルスは、ともに野生動物がおおもとの感染源と考えられています。SARSウイルスはハクビシン、タヌキなどが発生源の疑いがあるとされ、HIVウイルスはアフリカに生息するサルの仲間から人間へと感染した可能性が高いといわれます。どちらも野生動物とは共存していたウイルスが、人間がその動物を食用にしたことなどによって感染し、広がっていったのです。人間が食べるべきではないものを食べた結果として起こったのが、AIDSとSARSともいえるでしょう。

AIDS、HIVウイルスの研究は世界各国で進められていて、治療薬の開発も行なわれていますが、現段階では、臨床によってその効果がはっきりと認められた治療薬、治療法はまだありません。

しかし、HIVウイルスに感染した人がすべて発症するわけではなく、発症までの潜伏期間も個人差がかなりあります。早い場合は感染から数カ月で発症しますが、感染後一〇年以上も発症しないケースも見られます。

ＨＩＶウイルスに感染して発症するまでに個人差があるのは、体内の毒素と関係があると考えられます。乱れた生活を送り、毒が大量にたまっている人はＨＩＶウイルスに感染すれば、すぐにＡＩＤＳを発症して命を落とすことになりますが、規則正しい生活を送り、食事や休息にも気をつけている人は、体内毒素が少ないために、たとえ感染しても、発症せずにすむ可能性が高くなります。

ＳＡＲＳもまえに説明したように、感染したときに症状がどれだけ重くなるかは、体内毒素の量が大きく関係しています。どちらも、野生動物が発生源と考えられるウイルスによって感染し、感染した場合の危険度は、体のなかにたまっている毒素の量で決まってくるのです。

また、ＳＡＲＳもＡＩＤＳも衛生環境が悪ければ、それだけ危険度が増します。ＡＩＤＳが衛生状態の悪い、衛生に対する意識が低い地域ほど危険であり、感染率が高いことは明らかですし、ＳＡＲＳも広東省の衛生意識がもっと高ければ、これほど世界的に広がらなかったと考えられます。

輸血による感染を除けば、性交渉による感染がほとんどであるＡＩＤＳは性の乱れと不潔の産物といえます。一方、野生動物を精がつく珍味としてきた、誤った食習慣がきっかけとなったＳＡＲＳは、食の乱れと不潔の産物といえるでしょう。

“毒”を制すれば、糖尿病は難しい病気ではない

日本人の食生活がここ二〇～三〇年のあいだに大きく変化したことは、まえにも触れましたが、その変化とともに急増してきたのが生活習慣病です。生活習慣病と呼ばれる病気はいくつかありますが、もっとも代表的なものといえば、糖尿病でしょう。生活習慣病は、以前は成人病と呼ばれ、中高年に多く見られる病気とされていました。それが、生活や食事の変化とともに若年化していったことから生活習慣病と呼ばれるようになりましたが、とくに糖尿病の若年齢化が目立ち、子供の患者も珍しくなくなったことが、呼び方が変わった大きな理由であるともいわれます。

よく知られているように、糖尿病にはインスリン依存型と非インスリン依存型の二つのタイプがあり、日本人の糖尿病のほとんどが非インスリン型です。

非インスリン型の糖尿病では、過食や運動不足と、それらによる肥満が大きな原因と考えられてきました。かつて、糖尿病はぜいたく病ともいわれ、糖尿病患者といえば、恰幅よく、お腹のでた中高年の男性というイメージがありました。一部のお金持ち、美食家、大食漢の病気と思われていたのです。

ところが、日本が豊かになり、食生活が西洋化するにつれて、糖尿病はぜいたく病でも、一部の人の病気でもなくなりました。三〇代の男性や女性にも珍しくなくなり、さらには、ファーストフードやジャンクフードが若い人たちに人気になったこともあって、一〇代や小学生にまで糖尿病が広がっていきました。

糖尿病は遺伝的要素も強いといわれます。糖尿病になる人の多くは、生まれながらに糖尿病の悪因子を持っているのです。しかし、悪因子があったとしても、その悪因子が動き出さなければ糖尿病は発病しません。悪因子を持っている人が、過食や運動不足、肥満などで、体内に毒をため込むことによって悪因子が動き出して、糖尿病が引き起こされるのです。

生まれついて糖尿病の悪因子を持っている人は少なくありませんが、すべての人が糖尿病になるわけではありません。糖尿病も突きつめていけば、体内に毒がたまることによって起こる病気です。体内に毒がはいらないように、たまった毒は排泄できるような生活を続けていれば、悪因子があったとしても、発病しません。

こう考えれば、日本人に多い非インスリン型の糖尿病は、そんなに難しい病気ではないことがわかるでしょう。毒をたまらないようにすること、毒がたまってしまったら排泄すること、この二つができれば、糖尿病は防げますし、治すことも可能です。

過食に代表されるような間違った食生活は、毒をためる最大の原因です。糖尿病がぜいたく病と呼ばれていた頃のように、質素で、平凡な食生活をしていれば、糖尿病にはそうなるものではありません。欲望のおもむくままに食べたいものを食べ、飲みたいものを飲んでいるから、毒が際限なくたまり続けて糖尿病になり、さらにはその合併症も併発して、失明したり、命を落とすことになるのです。

糖尿病の原因の一つとされる運動不足も毒の排泄を悪くします。運動によって汗を流すことは、新陳代謝を活発にし、毒の排泄を促すためには重要です。過食を続けていれば肥満になり、体内の毒も増えてくるために、体はだるくなり、動くのが億劫になります。そのために、運動不足にも拍車がかかり、毒はたまる一方になってしまいます。

また、糖尿病患者には、ストレスをためている人や働きすぎの人が多くみられます。ストレスは食欲異常にもつながりますし、働きすぎ、過労は、生活の乱れを招きます。これらによって、毒が排泄されにくくなり、自律神経の働きやホルモンの分泌にも異常が起こって、糖尿病の悪因子が動き出す要素が揃っていきます。

食生活の乱れや不規則な生活、ストレス、過労などによって、体のなかに毒がたまっていき、生まれついて持っていた悪因子が動き出すという図式は、糖尿病ばかりでなく、すべての生活習慣病にあてはまることです。

かつては、日本人の食生活はそれほど乱れていませんでしたから、毒がたまるのに時間がかかり、悪因子が動き出して、病気が起こるのが中高年になってからというが普通でした。それが食生活の乱れがひどくなり、若いうちから不規則な生活をすることが多くなったために、一〇代、二〇代で早くも悪因子が動き出すほどに毒がたまるようになってしまったために、生活習慣病の若年化が進んだのです。

糖尿病などの生活習慣病の悪因子が動き出さないようにするためには、日常生活のなかで、次のような点に注意することです。

①体内にはいる毒を少なくするために、食事の量を減らす

②汗を流して、体内の毒を排泄する

③尿を十分に出すために、水分をたっぷりとる
④便通をよくする
⑤ストレス、疲労がたまらないようにする

糖尿病予備軍といわれるような人たちでも、手遅れではありません。これらの点を注意して、毎日の生活を送っていけば、たまった毒はすこしずつ排泄されていき、悪因子が動き出すことを防ぐことができます。

アトピー、気管支炎、ぜんそく、アレルギーはみな親戚

日本人の食生活が変化するのと、ときを同じくして、アレルギーに悩む人が増えてきました。

もちろん、アレルギーは昔からある症状ですが、戦前や戦後まもない頃に比べて、アレルギーの種類、アレルギーのある人も増えているのは間違いありません。

いまではアレルギーの代表といえるようになった「花粉症」も、戦前には問題になったことはなかったといわれます。昭和四〇年代からすこしずつ患者が出はじめ、この二〇年

ほどのあいだに患者は急増し、いまでは春先の花粉が大量に飛散するシーズンになると、マスクやゴーグルなどで自衛する人の姿もすっかりお馴染みになっています。

アレルギーは、体を守るための免疫機能が一種の過剰反応をすることによって引き起こされます。

私たちの体は、外界から異物が侵入してくると、その異物が体に害を与えないように、異物を攻撃、撃退するための免疫が働きます。アレルギーの場合、アレルギーの原因となる物質のアレルゲンが体のなかに侵入してきたときに、免疫が抗原抗体反応を起こすのですが、そのときに、ヒスタミンという物質が分泌されることによって、アレルギー症状が起こります。

アレルギーには先天的要因と後天的要因があると考えられています。一般的なアレルギーでは、もともとアレルギーを起こしやすい因子を持っている人が、ある種類のアレルゲンが大量に体内にはいり込んだことによって、抗原抗体反応を起こすようになり、症状が出はじめるといわれます。

その典型的なケースとされるのが花粉症です。生まれつき花粉症になりやすい因子を持った人が、毎年、アレルゲンである花粉が体内にはいり込んでいるうちに、花粉が侵入すると抗原抗体反応が起こるようになっていき、あるとき、突然、花粉症の症状があらわれるようになるのです。

アレルゲンも体にとっての毒の一つですが、アレルゲンだけでなく、食事などによって体のなかにいろいろな毒がたまることによって、体のバランスが崩れ、免疫機能の働きが異常を起こしやすい状態になることが、抗原抗体反応を引き起こす原因になると考えられます。

花粉症が急増した理由として、戦後、杉の植林が盛んに行なわれ、その杉が成長して大量の花粉を飛散させるようになった結果、杉花粉が体内に許容量以上にたまった人たちが増えてきたことが考えられています。

しかし、花粉症の原因となっているのが杉花粉だけではないこと、さまざまなアレルギーが問題になっていることを考えると、アレルゲンが体内にたまることだけでなく、アレルゲンも含めた毒がたまることで、体がアレルギーを起こしやすい体質に変わると考えるのが自然でしょう。

アレルギーを持っている人を見ると、食生活の乱れ、運動不足、ストレス、過労、便秘など、毒が体にたまりやすく、排泄されにくい生活を送っているケースがひじょうに多いことがわかります。

アトピー性皮膚炎や気管支喘息なども、同じように、体のなかに毒と症状を引き起こす一種のアレルゲンがたまったことによって、生まれついて持っていた因子が働き出して、症状が引き起こされるのです。

アトピー性皮膚炎は自己免疫異常が原因と考えられるようになっていますが、症状が起こるメカニズムは同じと思ってかまいません。近年、小さな子供のアトピーが増えているのは、子供にも食生活の乱れが広がって毒がたまりやすくなったことと、毒がたまってアトピー体質を持った親から生まれることで、先天的により強いアトピー因子を多く持った子供たちが増えているからです。

つまり、アレルギーもアトピー性皮膚炎も気管支喘息なども、毒とアレルゲンがたまることによって起こる病気で、親戚のような関係にあり、体に毒やアレルゲンをためないことが予防法であり、毒やアレルゲンを取り除くことができれば、その症状を治すこともできます。

人間の体は自然に毒を排泄している

私たち人間には、自分の体を守ろうとする力が備わっています。ウイルスや細菌などの有害物質が侵入してきたときに撃退しようとする免疫機能もその一つですし、体が持つさまざまな機能を使って体のバランスを回復させ、病気やケガを治そうとする自然治癒力もそうです。

自然治癒力は、もともと東洋医学では古くから重要視されてきた考え方で、自然治癒力を高めることが病気の予防、治療にもっともたいせつであるとされてきました。現代西洋医学では、以前はあまり認められていませんでしたが、最近では、中国医学などの考え方も取り入れ、自然治癒力を重視する医師も出てきています。

考えてみれば、人間や動物に病気やケガを治す力が備わっているというのは明らかなことで、免疫力、抵抗力といわれるものも自然治癒力の一つなのです。

私たちが転んで膝を擦りむいたときや、ナイフで手を切ったときに、たいしたケガではないからと放っておいても治ってしまうのは、傷を治す力が体にあるからにほかなりません。野生動物が傷ついたときに、手当てを受けることがなくても治るのも、自然治癒力によるものです。

病気やケガを治す力を持っているように、私たちの体には、たまった毒を出そうとする働きもあります。尿は体のなかの余分な水分を排泄して水分調節をするとともに、毒を出すためのものでもあり、尿が出なくなれば、尿と一緒に排泄されるはずの毒が体のなかに回り、尿毒症を起こします。

大便もまた、消化吸収されなかった食べもののカスと一緒に毒を排泄しています。便秘の人が肌が荒れたり、吹き出物ができやすいのも、排泄されるはずの毒素が腸から吸収されてしまうためですし、便秘がひどいと便のなかの毒によって大腸ガンが起こりやすくなるともいわれます。

汗をかくことも、体温調節だけでなく、毒を出すというたいせつな役割があります。運動不足やエアコンの効いた場所に長時間いることで、汗がでにくい人が増えていますが、毒の排泄にとっても大きな問題です。

私たちの体は、このように排尿や排便、発汗によって、毎日、体のなかにたまってくる毒を排泄していますが、それでも体内の毒は徐々に増えていきます。そのため体は、毒が許容量を超えてたまり、病気を引き起こさないように、ときどき、まとめて毒を出そうとします。それが風邪です。

風邪の典型的な症状である鼻水や咳、くしゃみも毒を出すためのものです。鼻水やくしゃみは鼻腔の奥にたまった毒を出すためのもので、咳や痰は肺や気管支にたまった毒をだすためです。

風邪をひいたときに熱がでるのも、毒をだすためです。熱がでると汗を大量にかきますが、そのときに汗とともに毒が体から排泄されているのです。

ですから、熱がでたからといって、すぐに風邪薬や解熱剤を飲んで熱を下げてしまうのはいいことではありません。摂氏40度近い高熱が何日も続くようであれば、体力の低下や体への悪影響が心配されるため、熱を下げることも必要ですが、普通の風邪による発熱であれば、熱はだしてしまったほうがいいのです。熱によって汗とともに毒が排泄されれば、自然に熱は下がります。

適度な運動をしていると、体が丈夫になって風邪をひきにくくなるといわれます。運動をすれば体力がつき、抵抗力、免疫力が高まって、ウイルスなどを撃退する力が強くなるのは事実ですが、運動によって汗をかいていることが重要なのです。

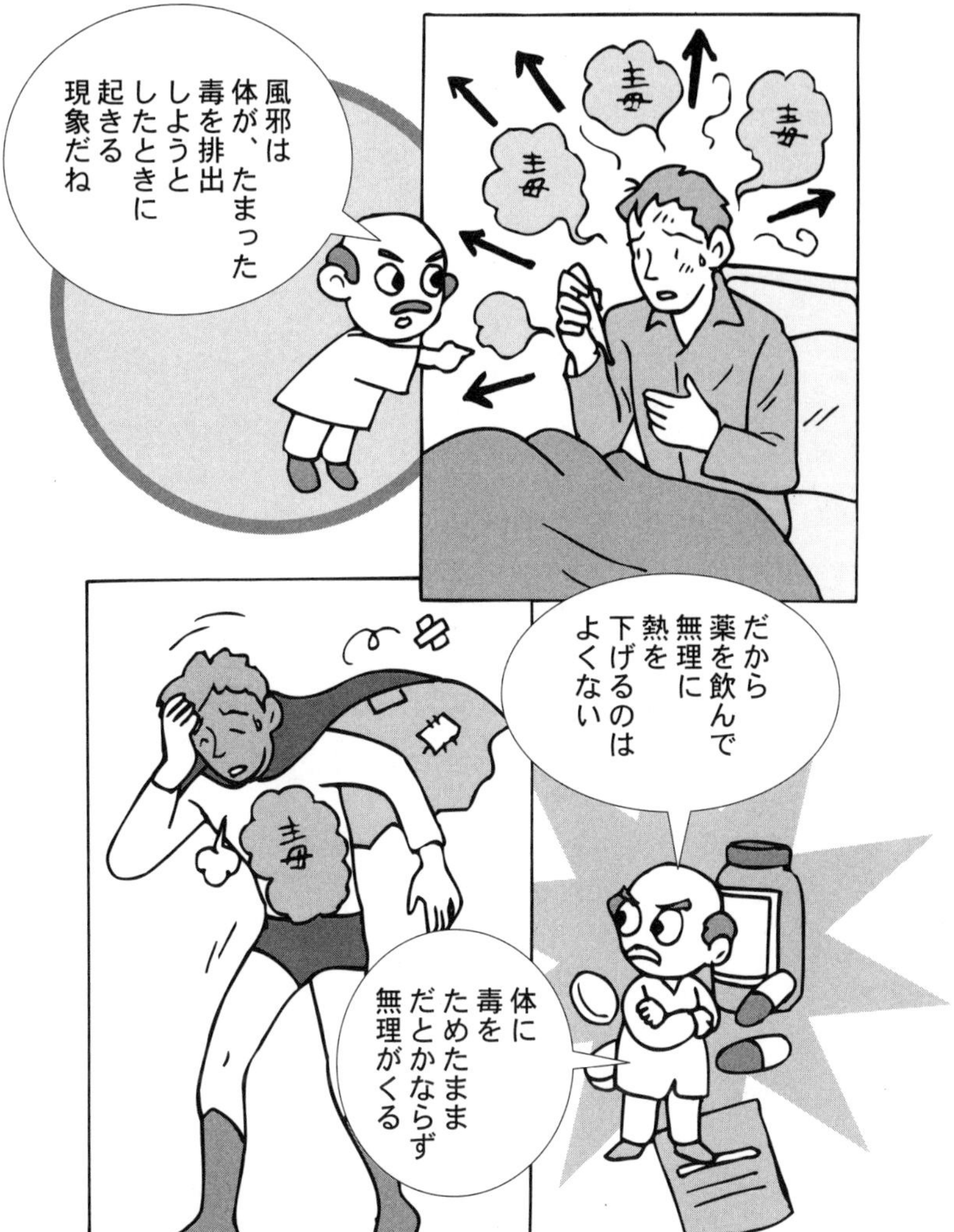
毒
毒
毒
風邪は体が、たまった毒を排出しようとしたときに起きる現象だね
だから薬を飲んで無理に熱を下げるのはよくない
毒
体に毒をためたままだとかならず無理がくる

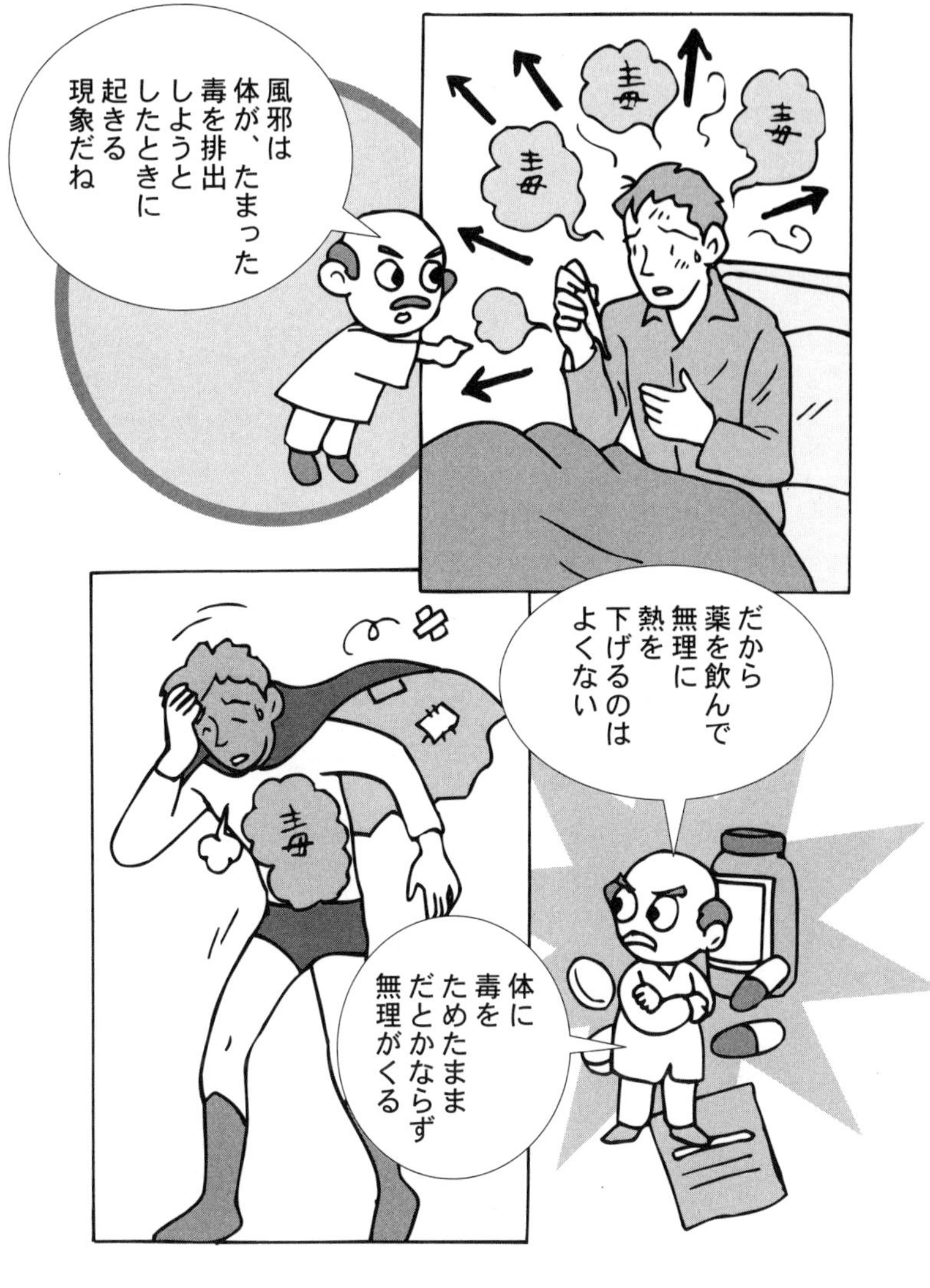

日常的に運動をして汗をかいていれば、汗とともに毒が排泄され、毒がたまりにくい体になっています。そのために、風邪によって毒を出す必要がないために、風邪をひきにくいのです。

田舎で質素だけれどのんびりと、つまらないことにクヨクヨしない生活をするようになったら風邪をひかなくなったというのも同じことで、毒がたまらないようになったからです。逆に、ストレスがたまったり、過労になると風邪をひきやすいのは、毒がたまりやすくなって、排泄する必要が起こるためです。

「もう何年も風邪をひいていない」と自慢する人がいますが、なぜ風邪をひかないのかを考えてみる必要があります。食生活に注意し、適度な運動を心がけているなど、毒がたまりにくい生活をしていることで風邪をひかないなら問題ありませんが、欲望のままに生活しているのに風邪をひかないというのなら要注意です。毒がたまりすぎて体の反応がおかしくなってしまっていて、毒をだそうとする体の自然な働きが起こらなくなっている恐れもあります。

どうして炎症、痛みが起こるのか

いま日本でいちばん多くの人を悩ませている体の症状は何かというと、膝や肩、腰などの痛みです。歳をとってくると、膝や腰の痛みを訴える人が多くなってきますし、五十肩と呼ばれる中年期特有の肩の痛みもあり、ひどくなると、腕を上げることもできない、寝返りをうつのも辛いといいます。

関節の炎症や痛みには、急増している変形性膝関節症のように、原因がはっきりしているものもあります。変形性膝関節症は、膝関節のクッション役である軟骨が磨耗してしまうことによって、腿の骨と脛の骨が直接、触れ合うようになって神経が刺激され、炎症や痛みが起こることがわかっています。

しかし、原因がはっきりしない炎症や痛みも少なくありません。膝や腰が痛くてしかたがないからと病院に行って、レントゲンを撮っても、骨や軟骨には何の異常も見つからず、鎮痛剤や抗炎症剤をもらって帰ってくるというケースが多いのです。

こうした原因不明の炎症や痛みがなぜ起こるかは、「痛」という字を分解してみるとわかります。「痛」は、やまいだれと「通」のつくりが組み合わさってできている字です。つまり、「痛」という字は、体のどこかが詰まって、血液などの通りが悪くなったときに起こることを示しているのです。

多くの関節炎や関節痛は、毒が関節の隙間にたまることによって血液などの通りが悪くなることで起こります。そのもっともわかりやすい例の一つが、痛風です。痛風は血液中の尿酸が多くなって、尿と一緒に排泄しきれなくなったものが関節にたまって結晶化し、それが神経を刺激することによって炎症や痛みが起こります。尿路結石も同じように、尿酸の結晶化したものが尿管などに詰まって刺激するために、激しい痛みを引き起こすものです。

肩こりも肩や首周辺の筋肉の血行が悪くなることで、疲労物質である乳酸がたまることが原因と考えられています。

私たちは毎日の生活のなかで、すこしずつ毒をためこんでいます。その毒がどこにたまるかは、その人が持っている悪因子によっても違ってきますが、毒がたまりやすい場所というのもあって、その一つが関節なのです。

歳をとってくると関節炎や関節痛が起こりやすくなるのは、長年のあいだに関節に毒がたまってきたことによるもので、長生きをすれば、ある程度はしかたがないことといえないこともありません。しかし、毒がたまりにくく、排泄されやすい生活をしていれば、関節の痛みが起こることを防ぐ、あるいは遅らせることはできます。

関節の炎症や痛みを治すには、毒を体からだして、詰まっている部分を通してやればいいのです。抗炎症剤や鎮痛剤は症状を和らげるだけで、根本的な治療にはなりません。関節が痛いと、体を動かすことが辛くなるために、汗をかくことも少なくなって、さらに毒がたまっていって、症状がひどくなります。

関節が痛くなったら、無理をしない範囲で体を動かしたり、ゆっくりと入浴するなどして、汗をかくようにしたほうがいいのです。膝が痛かった人が、すこしずつ運動をするようになったら、痛みがよくなったというケースがよくあります。その理由として、運動をすることで体重が減り、負担がかからなくなったからとよく説明されますが、運動で汗をかくことで毒が排泄されたことが最大の理由なのです。

風邪をひいたときに節々が痛くなるのも同じです。まえに説明したように、風邪はたまった毒を排泄するための、体の防衛反応ですが、毒がたまってきて、とおりが悪くなっている関節がそのときに痛むのです。

風邪による発熱によって毒がだされるために、風邪が治れば節々の痛みも治まります。しかし、もし風邪をひかずに毒が排泄されず、そのままたまり続けていたら、関節炎や関節痛が起こります。関節炎や関節痛が起こったら、炎症や痛みを抑えることではなく、毒をだすことを考えなくてはいけません。

第2章

皮膚病は、病院では治らない

皮膚の異常は体からの黄色信号

皮膚病はもっとも一般的な病気の一つです。生まれてから、何らかの皮膚の異常が起こったことが一度もないという人はいないでしょう。皮膚病とまでいかなくても、肌が荒れた、吹き出物ができたといった経験は、誰にでもあるはずです。

なぜ、皮膚病や皮膚の異常が多いかというと、皮膚は体の状態がもっともあらわれやすい部分だからです。肌の状態に敏感な女性なら、寝不足が続いたり、疲れがたまってくると、肌が荒れる、化粧ののりが悪くなるといった肌の変化を実感することでしょう。男性でも、仕事が忙しくて過労気味のときには、ひげを剃ったときにかみそり負けしやすくなったり、吹き出物ができたりしがちです。

また、胃の調子が悪くなると肌の状態も悪くなるように、内臓の不調はすぐに皮膚に反映されます。皮膚の異常は体が発する要注意信号なのです。肌が荒れてきた、皮膚がかゆいといったときには、黄色の信号が灯ったと考えて、生活習慣や健康状態を見直すべきです。黄色信号を無視して、そのまま突っ走ってしまったら、信号はすぐに赤に変わって、取り返しのつかないことになりかねません。

中年と呼ばれる年代になると、冬場に肌が乾燥して、かゆみが出るドライスキンの症状を訴える人が多くなります。ドライスキンの原因として、皮膚に分布する皮脂腺《ひしせん》からの皮脂の分泌が加齢によって衰えてくることがあげられていますが、もっと大きな原因は、体のなかに毒がたまったことです。

四〇代、五〇代は男女ともに、社会的にも個人的にも重要な節目を迎え、変化も多く、充実しているとともにたいへんな時期でもあります。肉体的にも精神的にも疲労やストレスがたまりやすい年代です。また、子供の頃からすこしずつたまってきた体のなかの毒が、許容量いっぱいに近づきつつあるときでもあります。

中高年のドライスキンは、「毒がだいぶたまってきて、このままでは病気になってしまう危険があるよ」という体からのサインなのです。このサインに気づいて、体のなかの毒を排泄して、減らす努力をした人は、大きな病気をすることなく、健康な生活が送れますが、「春になればよくなる」と軽く考えて、毒がたまるにまかせた生活を続けていたら、いつかかならず病気になります。

季節の変わり目や冬になると、体にジンマシンが出るという人も少なくありませんが、これもドライスキンと同じで、毒がたまっているという体からの黄色信号です。何年も、あるシーズンになるとジンマシンが出るということを繰り返しているなら、すぐにも体内の毒を減らす必要があります。そのまま放置していたら、近いうちに内臓などの病気を起こすか、アトピー性皮膚炎や尋常性乾癬《じんじょうせいかんせん》といった深刻な皮膚病に移行することはまず間違いありません。

まえにも説明したように、私たちは体にたまった毒を排尿や排便、発汗などによって排泄しています。しかし、毎日掃除をしていても、すこしずつ塵《ちり》やホコリがたまっていくように、毒は体にたまっていきます。とくに、生まれもって悪因子のある場所には、掃除のしにくい家具の後ろや部屋の隅と同じで、いつしか毒がたくさんたまりがちです。

運動不足やストレス過剰、過労などに陥った体は、自浄作用がうまく働かなくなっていて、長いあいだ掃除をしない家のように、体のあちこちにクモの巣が張り、綿ボコリがたまったように、毒がたまっています。

このような状態になったときに、体にあらわれるサインが皮膚の異常なのです。いわば、大掃除の合図のようなものです。このときに決断して大掃除をすれば、体のなかは毒が減ってきれいになり、また快適に過ごせます。しかし、大掃除をしなければ、たまったゴミにカビが生えて悪臭を放ち、しまいには柱や床が腐って家が傾いてしまうように、体のあちこちにガタや病気が起こります。

黄色信号の皮膚の異常は、それが皮膚病の段階に進んでいたとしても、まだまだ初期ですから、治療するのは簡単で、すぐに治ります。そのまま放っておいて、アトピー性皮膚炎や乾癬になってしまったら、治療するには時間も根気もお金もかかります。体のサインに気づいて、すぐに毒掃除をし、皮膚の異常を治してしまうか、それとも、そのまま見過ごしてしまうか、最初にどう対処するかが、その後を大きく左右します。

ニキビも水虫と同じ皮膚病の一つ

私たちにとってひじょうに身近な皮膚病の代表が、ニキビでしょう。「ニキビは青春のシンボル」といわれることもあるように、一五歳から二五歳ぐらいの、思春期から青春期の若い人に多く見られます。

「ニキビが皮膚病？」と思うかもしれませんが、正式には尋常性痤瘡《ざそう》という立派な皮膚病です。ニキビは面ぽうと呼ばれる脂肪の塊ができるのが基本的な症状ですが、脂肪がおもな白いもの、膿《うみ》を持った黄色いもの、血のたまった赤いものなど、その人の体質などによって、症状に違いがあります。

ニキビは若い人の約八割には、程度の差はあっても見られるもので、ところどころにできるぐらいであれば、自然に治ってしまいますが、顔一面にできるようになると、なかなか治らず、あとがいつまでも残ることもあります。顔中にニキビができた若い女性にとっては、「青春のシンボル」と片付けられない深刻な問題です。

ニキビができるメカニズムは、新陳代謝が活発な思春期、青春期には皮脂の分泌も活発になり、皮脂腺が汚れなどによってふさがってしまうために皮脂がたまって、ニキビになるといわれます。また、思春期は男女ともにホルモンの分泌が活発になるためにホルモンバランスが崩れやすく、それがニキビのできる原因とも考えられています

しかし、私は、ニキビは体のなかに毒がたまったことによってできると考えています。毒の出口としてニキビが作られるのです。肉や脂っこい料理をたくさん食べたり、寝不足が続いたとき、運動不足の場合などにニキビができやすいのは、そうした生活によってたくさんたまった毒をだそうとする体の作用によります。

ニキビができやすい体質の人は、顔だけでなく、胸や背中などにもニキビがでることが

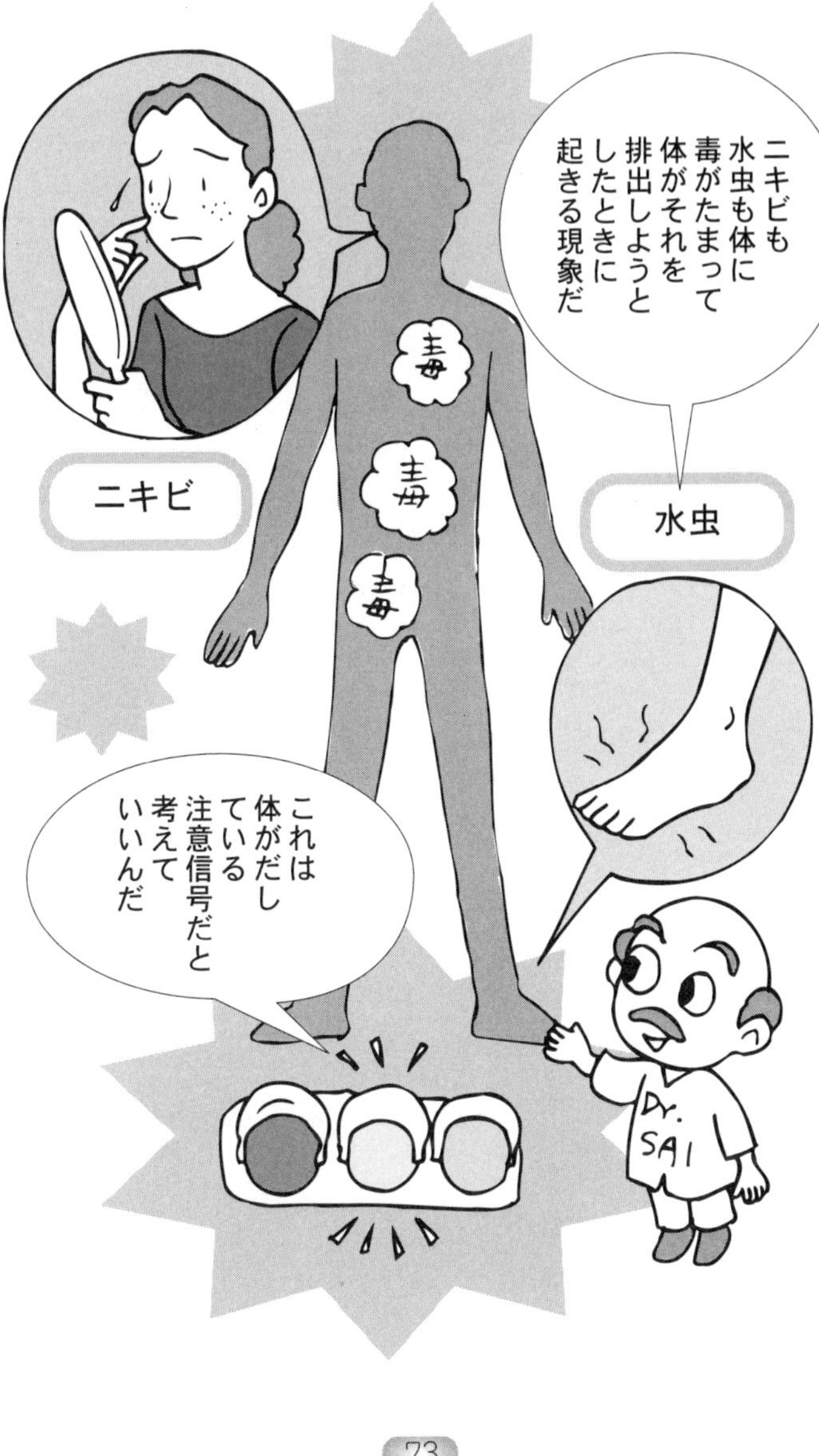
ニキビも水虫も体に毒がたまって体がそれを排出しようとしたときに起きる現象だ
ニキビ
水虫
毒
毒
毒
これは体がだしている注意信号だと考えていいんだ
Dr. SAI

あるようです。そうした体質の人は、ニキビが治りにくい傾向があり、とくに女性では、深刻に悩んで、いろいろな治療法を試みるケースも見られます。

たしかに、ひどいニキビは本人にとっては大きな悩みでしょうが、思春期にニキビができる人は正常な体質の持ち主なのです。ニキビができるのは、体のなかの毒素を一カ所に集めてだそうとすることができる体質だからです。

ところが、ニキビができない人は、毒素を一カ所に集めることができないために、皮膚の広い範囲に症状が出る皮膚病になる危険がひじょうに高いのです。ニキビが顔中にできるということは、それだけ体のなかに毒がたまっているからですが、それだけ毒がたまっている人が、ニキビができない体質だとしたら、アトピー性皮膚炎になることはまず間違いありません。

ニキビと並んでひじょうにポピュラーな皮膚病が水虫です。水虫はかつて男性に多いとされていましたが、近年は、女性、とくに若い女性のあいだにも多くなっていて、人にいえず悩んでいる女性も少なくないといわれます。

水虫は都市生活者に多く、現代病の一つで、中国では水虫のことを香港脚というほど、香港には慢性的な水虫で悩む人が多くなっています。一説によれば、香港に住む人の約七割が水虫にかかっているともいわれるほどです。

水虫は真菌《しんきん》の一種である白鮮菌《はくせんきん》が原因で、都市生活者に水虫が多いのは、長時間靴を履いた生活をすることで、足、とくに指のあいだがムレて、不潔になり、白鮮菌が繁殖しやすい環境が作られるためといわれます。若い女性のあいだで水虫が増えているのも、ナイロン製のストッキングが普及したことによって、足がムレやすくなったからだと考えられています。

しかし、私は水虫もニキビと同じように、体のなかに毒がたまることが原因で起こる皮膚病で、毒の出口として水虫ができると考えています。都市生活者に水虫が多いのは、都市生活者ほど不規則な生活になりがちで、ストレスも多く、仕事に追われて疲れもたまり、体の浄化作用がうまく機能しなくなり、毒がたまりがちだからです。

香港に水虫が多いのも、経済が急成長した香港では、高度成長期の日本人サラリーマンも顔負けというほど、ビジネスマンたちは仕事中心の生活を送っていました。朝から深夜まで働きづめで、食事は不規則でしかもスタミナをつけるために肉食に偏りがち、ストレスはたまり、寝不足で過労になるというように、体にどんどん毒がたまっていく典型的な生活です。こうした生活によって毒がたまった人たちが、続々と水虫になったのです。

日本で若い女性に水虫が増えているのは、働く女性が増えて、食事は外食やテイクアウト、コンビニ食などが多くなり、仕事や対人関係でのストレスも増えたことで、男性と同じように毒がたまるようになったためです。

ニキビも水虫も毒がたまったことが原因になっているのですから、毒をためないような生活をし、同時に毒を排泄することが治療法になります。とくに、食生活の見直しは不可欠です。ファーストフードなどは論外で、肉食を控え、穀類と野菜を中心の食事に改め、休養を十分に取って、ストレスや疲労を解消するようにしていけば、ニキビも水虫も治すのは難しくありません。

フケ症の人と水虫の人は、放っておくともっとひどい皮膚病になる

アトピー性皮膚炎、尋常性乾癬、脂漏性皮膚炎、掌《しょう》せき膿疱《のうほう》症など、すべての皮膚病は体のなかに毒がたまったことが原因によって起こると、私は考えています。

私たちは生きているかぎり、何かを食べていかなくてはなりません。食べものを食べれば、そのなかには毒も含まれています。まえにも説明したように、人間には自浄作用があ

皮膚病は、すべて兄弟関係にある

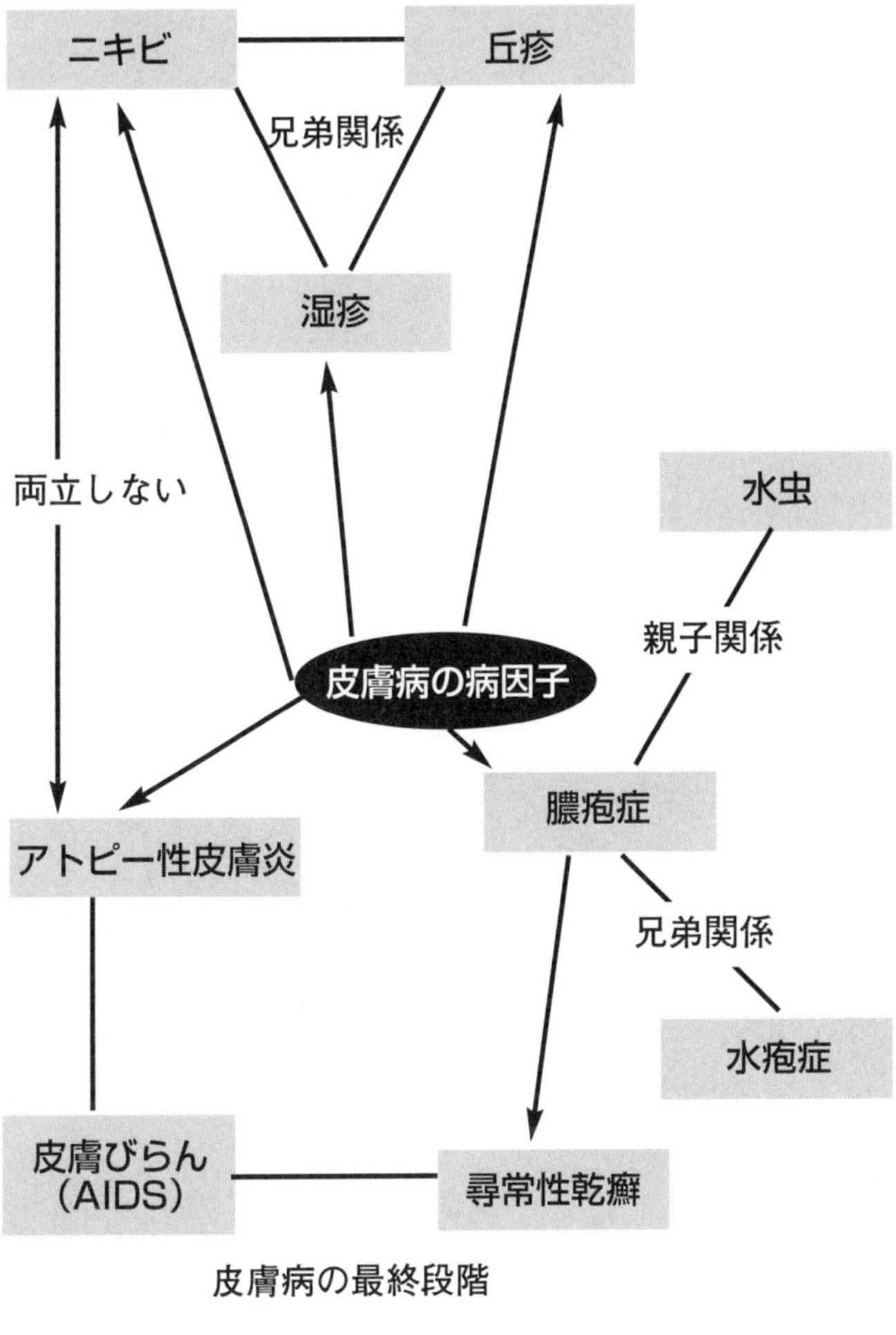

り、毒を排泄し、たまり過ぎないようにしていますが、体のバランスが崩れると、自浄作用がうまく働かなくなり、体に毒がたまっていきます。

体のなかの毒がある一定量を超えてたまってくると、体に異常がでてきます。皮膚病はそれらの毒によって起こる体の異常、病気のなかでももっとも最初に起こるもので、皮膚のかゆみや湿疹は、体に毒がたまっているというサインであると同時に、毒をだそうとする排泄作用でもあります。

皮膚病はすべて兄弟のような関係にあって、原因は体のなかにたまった毒です。さまざまな皮膚病の症状があるのは、体内の毒素の量が多いか少ないか、毒がどこにたまっていて、どんな場所にでるかによって違ってくるだけなのです。

アトピー性皮膚炎と尋常性乾癬は、皮膚病のなかでも治療の難しいものですが、西洋医学では二つをまったく違う皮膚病としてとらえています。しかし、私はアトピーと乾癬の違いは、体のなかにたまった毒の作用の仕方が違うことによって、症状が違ってくるだけだと考えています。

アトピーの特徴は、毒が体のなかで動き回り、一カ所にとどまっていないことです。そのために激しいかゆみが起こります。多くの医師がアトピーの患者に運動や飲酒を控えるように指導するのは、運動や飲酒によって血液の循環がよくなると、毒も激しく動き回るために、かゆみが激しくなるからです。一方の乾癬は、毒が体のある部分に集中して動き回りませんから、アトピーのように激しいかゆみはでないのです。

皮膚病のなかには、ひじょうに近い、兄弟というより親子といってもいいような関係にあるものもあります。その代表的なものが、掌せき膿疱症と水虫です。掌せき膿疱症は、天疱瘡《てんぽうそう》、ヘルペスとひじょうに近しい兄弟関係で、膿の濃い、薄いが病名の違いになっていて、掌せき膿疱症がもっとも膿が濃く、天疱瘡、ヘルペスは薄くなっていますが、この違いは患者の体質によるものです。

水虫は真菌が原因になっているのに対して、掌せき膿ほう症は菌が原因になっておらず、しかも、できる場所は膿疱症が手のひら、足の裏とその周辺、水虫は足の裏、足の指のあいだなどに多く、手の平にはできません。そのため、西洋医学では水虫と掌せき膿疱症は別な病気と考えられていますが、水虫は軽い膿疱症であり、水虫がひどくなれば膿疱症になると私は考えます。

中年男性などによく見られるフケは、脂漏性皮膚炎《しろうせい》とも尋常性乾癬とも近い関係にあります。頭皮を清潔にしていてもフケが大量に出るいわゆるフケ症は、脂漏性皮膚炎の症状が頭皮にでたものである可能性があります。また、フケが乾癬の前段階としてあらわれるケースもあり、そのまま放置していくと、肘、膝などの皮膚の厚い場所にまず乾癬がでて、徐々に背中や腹などの皮膚の柔らかい場所に広がっていくケースがよく見られます。この場合、乾癬が皮膚の厚く固い場所に、軽い症状としてあらわれたのが、フケであると考えられます。

一方、体質の違いが如実にあらわれる近くて遠い関係にあるのが、尋常性痤瘡、いわゆるニキビとアトピー性皮膚炎だと考えています。アトピーもニキビも毒を排泄するために発症するのは一緒ですが、毒を集中させて排泄することができる体質の人はニキビがたくさんでき、毒を集中して排泄させられない体質の人はアトピーになります。

ですから、思春期、青春期にニキビができた人は、アトピー性皮膚炎にはなりにくいといえます。逆に、ニキビができやすい年代にまったくニキビに悩むことがなかったという人は、アトピーになる危険が高いということになります。アトピーに悩んでいる人にニキビができるようになったら、それは体質が変わりはじめたということで、アトピーがよくなる兆しであると考えられます。

このように、すべての皮膚病は体内にたまった毒が原因であり、その人の体質などによって、違う症状があらわれるだけなのです。そのため、軽度の症状があらわれたときには、そのままの生活を続けていたら、もっとひどい症状の皮膚病になるという警告であると受け止めなければなりません。水虫ができやすい人は掌せき膿疱症に、フケのでる人は脂漏性皮膚炎や乾癬になる恐れがあるということです。

皮膚病になったら、医者にかかっても薬を塗ってもいけない

あなたは皮膚病になったことがわかったら、どうするでしょうか。多くの人が皮膚科に行って専門医に診察してもらい、薬を処方してもらおうと考えるか、薬局やドラッグストアに行き、治療薬を買ってくるのだろうと思います。

しかし、私からのアドバイスは、**「皮膚病になったら、医者に行ってはいけないし、薬を塗ってもいけない」**です。

「医者でありながら、何をいっているんだ」と思う人もいるかもしれませんが、病院で処方される薬にしろ、薬局で売られている薬にしろ、皮膚病の治療には根本的には何の役にも立ちません。それどころか、かえって症状を悪化させ、皮膚病を治りにくくさせてし

まう危険が大きいのです。

何度も繰り返していますが、皮膚病の原因は体のなかに毒がたまっていることです。その毒が一定量以上たまったときに、金属や植物、動物、食品、紫外線などがきっかけを与えて、皮膚病が起こります。皮膚病の症状が起こった部分の皮膚に薬を塗って一時的にかゆみや炎症を抑えても、それはあくまでも一時しのぎでしかありません。

皮膚病を治そうとするならば、その根本原因である体のなかの毒を排泄し、減らすこと以外にないのです。その毒を減らすことをせずに、むしろ毒を増やすことにもなりかねない薬を使っても、皮膚病がよくなるはずがないでしょう。

皮膚病になったら、皮膚にあらわれた症状には目をつぶって放っておくのがもっとも賢明です。そして、皮膚病のおおもとの原因である体のなかにたまった毒を排泄することを考えるべきです。

湿疹や紅斑を放っておけば、かゆみが続いて、つらいかもしれません。しかし、体のなかの毒が減っていけば、皮膚の症状はしだいに治まっていき、湿疹やかゆみもなくなっていくものです。それまでの辛抱だと考えて、薬を使うことを我慢するのです。最終的には、それが皮膚病をもっとも早く、根本から治す方法です。

皮膚病はどんなものでも、最初は虫にさされた程度の湿疹ができる軽いものです。この段階であれば、生活習慣や食事を見直して、体に毒がたまらないようにするとともに、適度な運動などで汗をかく、水分をたっぷりとって排尿をよくする、食物繊維の摂取量を増やして便の量を多くするといったことで、体のなかから毒が排泄されやすいように心がければ、皮膚病を治すのはそんなに難しいことではありません。

皮膚病については、あまりにも多くの間違った常識がまかり通っています。皮膚病は治療をせずに放っておくと、どんどん悪くなるというのもそうです。放っておいて悪くなるのは、本人が皮膚病になったことに対して無関心で、皮膚に異常があらわれる原因となった毒がたまる生活を改めようとしないからです。そのために、毒はさらにたまっていき、皮膚病が悪化していくのであって、皮膚にあらわれた症状を放っておいたことが、悪化させた原因ではないのです。

また、皮膚病を放っておいて、他人にうつしてしまったらどうしようと心配する人もいるかもしれませんが、そのような心配はいりません。接触によって感染する菌が発症のきっかけとなるような一部のものを除けば、ほとんどの皮膚病は他人にはうつりません。自分の体のなかで、ほかの場所へと広がっていくだけです。

皮膚病は体のなかにたまった毒を排泄するために皮膚に症状が起こっているのですから、基本的には他人にはうつらないのです。菌が発症のきっかけとなる皮膚病であっても、相手が体のなかに毒がたまっていて、しかも、その皮膚病が起こる因子を持っていなければ、たとえ接触したとしても発病することはありません。

皮膚病になったら、症状には目をつぶって、体の中の毒を出すことを考える、これには例外はありません。湿疹やジンマシンであっても、アトピー性皮膚炎、尋常性乾癬であっても一緒です。違いは、軽い湿疹であれば、体のなかの毒が少ないために治るのも早く、アトピーや乾癬は毒の量が多いために、治るまでに時間がかかるということです。

かゆい皮膚病を「かいてはいけない」は、常識のウソ

皮膚病のなかには、かゆみをともなうものが少なくありません。ほとんどの医師は、かゆいところをかくことはよくないとして、かゆみを抑えるために、塗り薬や内服薬を処方します。かいてはいけないという理由として、傷になる、傷ついたところから雑菌がはいって化膿する恐れがあるといったことがあげられています。

しかし、私はかゆみがあればかけばいいと考え、患者さんにもそう指導しています。皮膚のかゆみは、体のなかにたまった毒を排出しようとする作用なのですから、その毒をかくことによって、かき出してしまえばいいのです。

体のなかに毒がはいったら、その毒をまずだそうとするのが普通です。毒蛇に咬まれたら、傷口から毒を吸いだして、体にはいる毒をすこしでも少なくすることが応急措置として有効であることは昔から知られていました。

虫に刺された場合も、すぐに刺された場所を指先でつまんで、虫の毒を絞りだしてしまうことが、アウトドアのファーストエイド法とされています。蚊のような刺されたあとがかゆい程度ですむ虫ならともかく、蜂やもっと強い毒を持ち、刺された場所が腫れあがり、高熱を出しかねないような虫に刺されたときには、毒をだしてしまうことが症状を軽くするには欠かせません。

皮膚病も同じで、かゆみは毒がそこに集まっていて、でようとしているために起こるのですから、かいて毒をだしてやることがいちばんです。傷口に膿がたまって腫れたときに、切開して膿をだすのと同じです。

かいていると、血がにじんでくることもありますが、血がでることは悪いことではありません。かゆい場所をかいてでてくる血は、毒がたくさん含まれた悪血《おけつ》、悪い血ですから、だしてしまったほうがいいのです。ニキビが潰れると、脂肪や膿に混じって、濁った色をした血がでてきますが、あの血と一緒で汚れた血なのですから、体のなかに残っていてもいいことはありません。

歯槽膿漏などで歯茎が腫れると、歯磨きのときに歯ブラシの刺激によって出血することがあります。普通のブラッシングででるような血は、悪血だからだしてしまったほうがいいと考える歯科医もいます。かゆい場所をかいてでてくる血も、基本的に同じで、でるべくしてでてくるものなのです。

血がでてきたあとは傷になりますが、汚い指でかいたのでなければ、雑菌がはいって化膿する心配はありませんし、跡が残るようなこともありません。小さな子供の場合、加減がわからないのではと心配するかもしれませんが、傷になってそれ以上かいたら痛くなるようであれば、自然にかかなくなります。

かゆみは毒がでようとしているから起こるのです。でようとしている毒はだしてやればいいのです。我慢して、毒がでるのを抑えてしまうのではなく、かいて毒がでるのを助けてやる、これが皮膚病のためにもなると考えればいいでしょう。

治療すればするほど皮膚病は悪くなる

皮膚病になっても病院に行くことは考えずに、体のなかにたまった毒をだすことを心がけるべきだといいましたが、いま病院で治療を受けている人も、すぐに治療を受けるのをやめるべきです。いまの西洋医学では皮膚病を治すことはできないのだから、病院に通って治療を受けることは時間とお金のムダです。それどころか、治療を受けることによって皮膚病がさらに悪くなるケースがひじょうに多いのです。

私のクリニックでは、これまでアトピー性皮膚炎や尋常性乾癬の重症患者を七〇〇〇人以上も治療してきました。患者さんが最初にクリニックに診察を受けにやってきたとき、かならずこれまでどんな治療を、何年ぐらい受けてきたかを質問します。

「いろいろな薬を使ったのに、ちっともよくなりませんでした」、「いくつも病院を変えて治療を受けたのに、ひどくなる一方で」といった答えが返ってくると、「これは時間がかかるな」と思いますし、患者さんにもそう伝えます。

なかには、「最初は病院に行ったのですが、ちっともよくならないので、あきらめてもう何年も何の治療もしていませんでした」という患者さんもいます。こうしたときには、「この人はすぐに治るかもしれない」と思います。

また、クリニックにきた患者さんには、かならず、「いま受けている治療、使っている薬はすぐにやめてください」といいます。もし、どうしても病院での治療や薬を続けたいという患者さんがいたとしたら、「どうしても私の指示に従ってもらえないのであれば、申し訳ありませんが、治療はできません」といわざるを得ないでしょう。

現在、多くの病院で行なわれている皮膚病の治療、使われている薬は、かゆみや湿疹、炎症などの症状を一時的に抑えているだけで、皮膚病そのものを根本的に治す効果はまったくありません。それどころか、皮膚病は治療を受ければ受けるほど、薬を使えば使うほど悪くなります。

これまでたくさんの患者さんをみてきた経験からも、病院での治療を長く受けてきた人ほど、薬をたくさん使ってきた人ほど、症状が悪化しているケースが多く、完治するまでに時間がかかります。

はっきりいってしまいますが、いまの西洋医学の治療法ではどんな皮膚病も治すことはできません。現代西洋医学では、科学的に皮膚病をさまざまな角度から研究、分析していますが、なぜ皮膚病が起こるのかというもっとも根本的で、重要なことは解明されていません。

たとえば、アトピー性皮膚炎は免疫機能の異常が原因になっていると、最近では考えられるようになっています。しかし、その免疫異常がなぜ起こるのか、どうすれば免疫の異常反応を正常に戻すことができるのかはわかっていないのですから、アトピー性皮膚炎の根本的な治療法があるはずがありません。いまアトピー性皮膚炎の治療法とされるものは、アトピー性皮膚炎を治すのではなく、かゆみや炎症などの症状を一時的に抑えるだけの、治療法とはいえないものです。

これはアトピー性皮膚炎だけでなく、すべての皮膚病について同じことがいえます。皮膚病がどうして起こるのかという根本的な問題ではなく、皮膚にあらわれた症状に注目し、それを抑えるにはどうすればいいかだけを考えているのが西洋医学なのです。

そんな西洋医学の治療を何年、あるいは何十年受けても、皮膚病が完治することはありえないのは当然です。さまざまな化学薬品を処方され、使い続けるために、それらの化学薬品の成分が体のなかに毒となってたまっていき、体内の毒がさらに増え、皮膚病の症状は悪化してしまいます。

病院での治療で皮膚病がよくならない、悪化する一方だということから、民間療法を頼る人もいますが、私の知るかぎり、民間療法で皮膚病を完治させることができるものはありません。

民間療法のなかには、「副作用がない」「みるみる皮膚病がよくなる」といった宣伝文句を謳っているものもありますが、眉唾《まゆつば》と考えたほうが安全です。病院で処方される薬と同じ成分が含まれたものを、まったく成分の違う、安全性の高い薬として売ったり、ほとんど効果がないとしか思えない成分を混ぜて特効薬かのように売る詐欺まがいの民間療法、民間薬もあります。こうした民間療法で皮膚病が治るはずはありませんし、皮膚病が悪化するだけでなく、体のほかの部分にまで害が及ぶ危険さえあるかもしれません。

皮膚病を治すために、病院を何軒も回ったり、いろいろある民間療法に頼っても意味のないことです。治療をするほど、薬を使うほど皮膚病は悪化します。何度もいうように、皮膚病を治すには、体のなかにたまった毒をだすことしか道はありません。

食生活を見直すなど、体内の毒を減らすことをせずに病院や薬に頼るのは、自ら皮膚病を悪くしているとしかいえません。いま病院で行なわれている治療法も、使われている薬も、さらには民間療法も、皮膚病を悪化させることはあっても、治すことはないのです。

皮膚が回復する順序

①リンパ時期

長期間使っていたかゆみ止め、抗アレルギー剤をやめると、皮膚に黄色いリンパ液が出てくる。これは、ほとんどの場合、今まで使っていた薬の副作用で、累計量の多少で、この期間の長さが決まる。

②カサブタ期

リンパ液が止まると、カサブタができる。このカサブタができたことで、リンパ液の浸出は、ほぼなくなったと考えることができる。だいたい、1〜2カ月間くらい続く。

③カサカサ期

カサブタがとれると、今度は皮膚が粉状になってはがれ、脱皮する。脱皮は3〜4回繰り返され、その下から新しい皮膚が出てくる。だいたい2〜3カ月間くらい続く。

④正常皮膚

新しい皮膚が定着すると、「ムズムズ」「チクチク」「かゆみ」「軽い痛み」「強い痛み」などがなくなり、化粧をしなくても大丈夫なくらいの皮膚になる。

皮膚病治療は塗るから剥がすへ

いま病院で行なわれている皮膚病治療の主流は、薬を使ったものです。薬には内服薬もありますが、外用薬も多く使われています。よく知られているステロイド剤にも内服用と外用があります。

一方、薬局、ドラッグストアなどで販売されている皮膚病の薬の多くが外用薬、いわゆる塗り薬です。虫刺されの薬と同じように、皮膚の炎症やかゆみを抑える成分を含んだ薬で、塗れば一時的にかゆみや炎症は治まりますが、皮膚病を根本から治すことにはなりませんから、薬の効果が消えれば、また症状があらわれます。そこで、また薬を塗るという繰り返しになるのです。

蚊に刺されたときのことを考えるとわかりやすいかもしれません。蚊に刺されると、刺された場所が腫れて、かゆくなるのは、蚊が刺すときに毒をだすからで、その毒によって炎症が起こります。蚊に刺されてかゆくなったときに塗るかゆみ止めは、かゆみの原因である毒を消したり、毒を分解したりするものではなく、炎症とかゆみを抑えるものですから、塗ってしばらくはかゆみが治まっていますが、数時間するとまたかゆくなります。そのため、蚊の毒が体のなかで分解されて、炎症が消えるまで、何度もかゆみ止めを塗る羽目になります。

しかし、まえにもいったように蚊に刺されたときに、すぐに蚊の毒をだしてしまえば、たとえ炎症やかゆみが起こったとしても、それはごく軽くてすみ、放っておいてもすぐに消えてしまいます。

皮膚病の治療も、かゆみや炎症を抑えるために薬を塗り、薬の効き目がなくなったら、また塗るという繰り返しをするのではなく、かゆみや炎症をもたらしている皮膚病の原因である毒をだすのでなければ意味がありません。

抗炎症薬などを塗れば、炎症もかゆみもそのときは消えるために、皮膚病そのものもすこしずつでもよくなっているように感じるかもしれませんが、けっしてそんなことはありません。かゆみとなって外にでようとしている毒をかいてでもだしたほうがいいのに、そこに薬を塗ってコーティングしてしまえば、毒を体の外にだすことはできません。いつまでもその場所にとどまって、かゆみや炎症をもたらし続けます。

いま皮膚病に悩んでいて、かゆみや炎症を抑えるために塗り薬を使っているならば、すぐにやめる必要があります。皮膚病を治すには、塗るのではなくて、皮膚からでようとしている毒をだす、剥がしてやることこそが重要なのです。

毒をだす方法として、入浴はひじょうに効果的です。入浴は皮膚病によくないと考えているとしたら、それはとんでもない間違いです。ニキビを治すには、顔をきれいに洗って清潔にしておくことがたいせつですし、化粧は寝るまえにていねいに洗い落とすことが肌をきれいに保つポイントなのですが、それと同じことなのです。

ゆっくりと風呂にはいれば、汗をかいて、汗と一緒に体内の毒も排泄されるため、皮膚病の治療には効果があります。それに加えて、全身を刺激が強くなりすぎない程度の強さでていねいに、よく擦ることで、皮膚からでようとしている毒を擦りだしてやることもできるのです。

皮膚病を治そうとするなら、あるいは皮膚病を防ぐには、毎日、かならず入浴して、タオルで体をていねいにすることが欠かせません。また、まえにも説明したように、かゆかったらかいてしまってかまいません。

ガンを治そうと思ったら、体のなかからガン細胞を完全になくしてしまわなければならないのと一緒で、皮膚病を治すには、原因となっている毒素をださなければなりません。

わざわざ薬を塗ってコーティングして毒をでにくくしてしまうのは、もってのほかということになります。

痛ましいアトピー患者の悲鳴

私のクリニックには、これまで数多くのアトピー性皮膚炎の患者さんが治療に訪れました。その患者さんたちに最初に会い、話を聞くときは、いつも痛ましい気持ちでいっぱいになります。

アトピー性皮膚炎の患者さんで、ほかの病院などで治療を受けたことがないという人はまずいません。いくつもの病院、それも評判のいい皮膚病の専門病院や有名な大学病院、名医といわれる医師のいる病院などをいくつも回って治療を受けながらアトピーは悪化する一方で、藁《わら》にもすがるような思いで私のクリニックにやってくるケースがほとんどなのです。

そうしたアトピーの患者さんたちは、最初に診察にきたとき、私のクリニックで治療をして自分の病気が治るとは信じていません。私が、「すこし時間がかかるかもしれないけれど、治療を続けていけば治りますよ」といっても、なかなか本気にはしてくれません。

なかには、「先生、本当に治るんですか？　もし、先生が本当に治してくれたら、私、一〇〇〇万円でも払います。だから、治してください」という人もいます。この言葉の裏には、「アトピーを何とかして治したい。治るのならどんな治療でも受けるし、お金は問題ではない。でも、きっと治りっこない」という気持ちが隠されています。そして、このどんなことをしても治したいけれど、治るはずがないという願いとあきらめが入り交じった気持ちは、アトピーに苦しみ続けてきた人たちにはみな共通しています。

アトピー性皮膚炎になった人は、最初はきっと治ると信じて病院に行き、医師にいわれるままに治療を受け、薬を使います。しかし、アトピーはちっともよくなりません。それどころかかえって悪くなります。すると、医師は薬を変えます。でも、効果はすこしもあらわれません。それを何度か繰り返すうちに、医師がだんだん信じられなくなって、病院を変えますが、新しい病院でも結果は同じで、また病院を変えることになります。

こんなことを何度も続けているうちに、医師や治療に対して失望と不信が募っていき、何も信じられなくなっていくのです。それでも、心の底には、「今度こそ治したい。治ってほしい」という願望があります。この二つの気持ちのあいだで、揺れ動いて、自分でもコントロールできない、パニックのような精神状態になってしまいます。

アトピー性皮膚炎の患者さんのなかには、人間不信になっている人もいます。病院に、医師に、さらには民間療法に裏切られ、何を信じていいのかわからなくなり、ついには誰も信じられなくなってしまうのです。また、人間や社会に対しての不信感が募り、同時にアトピーと薬の副作用によってすっかり変わってしまった自分の容貌や皮膚を気にして、家から出ることができなくなってしまうケースもあります。

アトピーの苦しみ、病院や医師への不信感に悩んでいるのは、患者さん本人だけではありません。家族も一緒です。長年、アトピーの治療を受け続け、いろいろな病院、治療法を試していれば、経済的な負担も軽くはありません。また、精神的に不安定になることもある患者さん本人に対する気遣いもたいへんでしょう。本人ばかりでなく、家族も多くの犠牲を払わされているのです。

このように、医師や治療に対する不信感が高まっている患者さんが、私の「治りますよ」という言葉を信じられないのは無理もありません。私のクリニックで治療を受けて、アトピーが完治した人から紹介された患者さんでも、それは同じです。「あの人が治ったのなら私も」と思いながらも、「私は今度もきっとダメだ」との不安が拭いきれないのです。

私のクリニックでは、本人の了解が得られた場合には、臨床データとするために、治療前と治療中、完治後の写真を撮らせてもらっています。ときには、完治後に再発しないことを確認したいと思い、数カ月後、あるいは一年後にまたクリニックにきてもらおうとお願いすることもあります。

完治したことを確認した最後の診察のときに、そのお願いをすると、快く了解してくれる患者さんは少なくありません。しかし、実際にまたクリニックにきてくれる患者さんはごく少数です。でも、その患者さんの気持ちが私にはわかります。治ってしまったからもう関係ないというのではないのです。またクリニックを訪れることで、アトピーに苦しんでいた頃の自分を思い出すのがいやなのです。アトピーのことはもう忘れてしまいたい、自分の人生から消し去りたい、そういう気持ちがあるのだと私は思っています。完治してもそう考えてしまうほど、アトピーとの闘いは辛く、苦しいのです。

小さな子供のアトピーはすぐに治る

私のクリニックで治療を受けるアトピー性皮膚炎の患者さんの年齢はさまざまです。一

○年、二○年とアトピーに苦しめられてきた中高年の人もいれば、若い人もいますし、小さな子供もいます。

これまでたくさんの患者さんを治療してきた経験から、長年アトピーに苦しんできて、いろいろな治療を受けてきた人ほど、完治するまでに時間がかかり、小さな子供は比較的早く治ることが多いといえます。

アトピー性皮膚炎は、西洋医学では何らかの原因で免疫機能に異常が起こったことによって発病するとされていますが、私はまえにもいったように、体のなかの毒が原因になっていると考えています。その体内毒素としては次の三つがあります。

①生まれながらに体のなかにある因子（遺伝的要素）
②食生活の歪みから蓄積されるもの
③医薬品も含めた化学薬品、農薬、汚染物質など体外から侵入する有害物質

この三つの体内毒素のうち、遺伝的要素によるものはアトピーを発症した人であれば、例外なく持っています。小さいうちに発病した子供は、その毒素が強く、多いと考えられるかもしれません。

しかし、問題は二番目と三番目の生活のなかで体内にはいってきて、たまった毒です。

年齢が高い人ほど、これらの食事によって摂取した毒、体外から侵入した毒が多くあります。その毒をだしてしまわなければ、アトピーを完治させることができませんから、治療に必要な時間がどうしても長くなります。

それに対して、小さな子供の場合、体外からはいった毒の量は少なめです。十数年もアトピーに悩んできた患者さんは、そのあいだ、ずっといろいろな病院で治療を受け、多くの薬を使い続けていますが、小さな子供は、病院で治療を受けた期間もそれに比べればずっと短いのです。そのため、アトピーにとっていちばん厄介な薬の毒がそれほどたまっていません。

これがひじょうに重要なポイントなのです。アトピーの治療歴が長ければ長いほど、使った薬の種類、量が多ければ多いほど、完治までに時間がかかります。一〇年以上、薬を使い続けてきた患者さんは、完治するまでに一年から一年半が必要です。二〇年以上の薬の使用歴があれば二年以上かかるケースもあります。

しかし、小学生以下の子供の場合、数カ月から半年で完治するケースがほとんどで、1年以上もかかることはまずありません。体がステロイド剤によってあまり痛めつけられていませんから、リバウンドの症状もごく軽くてすみます。

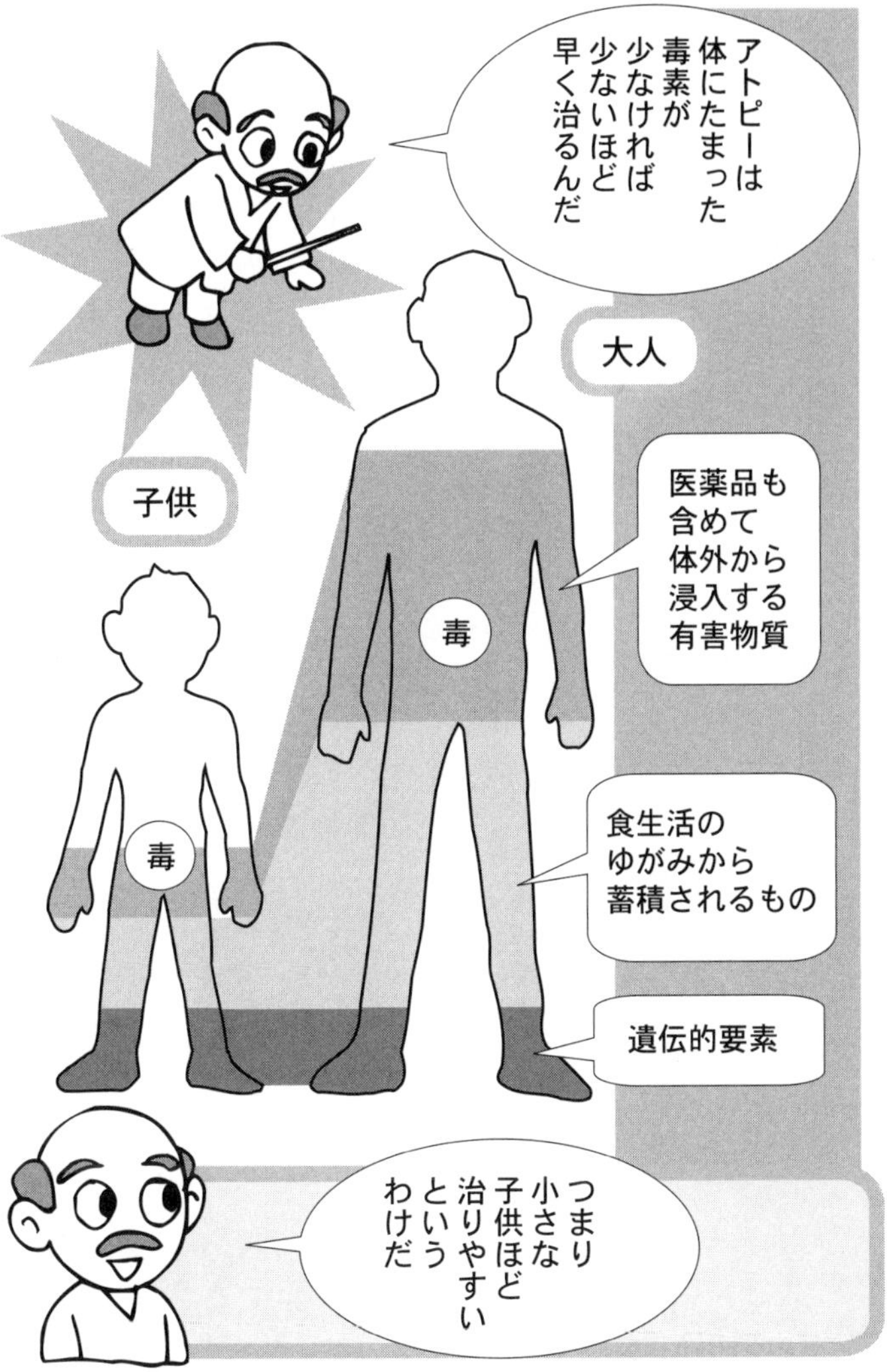
アトピーは
体にたまった
毒素が
少なければ
少ないほど
早く治るんだ
大人
子供
医薬品も
含めて
体外から
浸入する
有害物質
毒
毒
食生活の
ゆがみから
蓄積されるもの
遺伝的要素
つまり
小さな
子供ほど
治りやすい
という
わけだ

子供は大人に比べて、新陳代謝が活発なために、薬の使用をやめ、食生活を改善すれば、毒が減っていくのも早く、治療との相乗効果が高いという理由もあるでしょうが、何よりも、病院で処方される治療薬による毒が少ないのが、早く治るいちばんの理由です。みるみるうちにという表現がオーバーではないほど、アトピーの症状が治まっていき、きれいでみずみずしい、弾力いっぱいの肌が蘇ってきます。

転地療養でアトピーがよくなる理由

アトピー性皮膚炎で苦しみ、いろいろな病院で治療を受けてもよくならない、かえって悪化するばかりと悩む人のなかには、転地療養を思い立ち、実行する人も少なくありません。とくに、小さな子供がアトピーで苦しんでいる場合は、親がすこしでも空気や水がきれいで、環境のいいところに行けば症状がよくなるのではと考え、海辺や山あいなどに引っ越すケースをよく聞きます。

それまで都会暮らしをしていた人が、子どもの病気のためとはいえ、田舎に越すとなればいろいろとたいへんなこともあるはずです。とくに、収入をどうやって得るかが、大きな問題で、引っ越し先でなかなか仕事が見つからない場合には、父親だけは都会に残って、週末だけ家族とともに過ごすというケースもあるようです。家族にとっては大きな負担ですが、子供の苦しむ姿を見ていると、「アトピーがよくなるなら、この子の苦しみが軽くなるなら」と思うのでしょう。

実際、転地療養によってアトピーの症状がよくなるケースは見られます。都会に暮らしていた患者さんが空気のきれいな田舎で暮らすようになると、アトピーがよくなる理由として、ダイオキシンや排気ガス、煤煙などの有害物質にさらされなくなるためだといわれていますが、それはその通りでしょう。

しかし、それだけでなく、環境も生活習慣もすべてが変わることが効果を上げるのだといえます。空気中に含まれている有害物質は、体のなかに侵入して毒としてたまってアトピーの原因になるとともに、発病のきっかけにもなる可能性のあるものです。いつもそうした有害物質にさらされて暮らしていた患者さんが、きれいな空気のなかで暮らすようになれば、それだけで体のなかの毒が減っていきます。

また、きれいな水も大きな要素です。都会の水道水には塩素をはじめ、いろいろな体にとって毒となる物質が含まれています。最近では、飲み水には浄水器を使ったり、ミネラルウォーターを買ったりして、きれいでおいしい、安心な水を飲もうとしている人が増えてきました。

しかし、ほとんどの場合、風呂や洗濯に使う水は水道水です。風呂にはいれば水道水に含まれる有害物質が直接皮膚に触れ、洗濯した洋服に残留した有害物質もやはり皮膚に触れます。それらは、場合によっては体のなかに侵入する可能性もありますし、皮膚を刺激して症状を発生、悪化させる危険が高いのです。水がきれいな場所であれば、水道水に含まれる有害物質も、当然少なくなります。

また田舎暮らしになると、食生活が変化します。ファーストフードやコンビニ食品を口にする機会はあまりなくなるはずです。また、地元でとれた鮮度のいい食材がたくさんあるために、加工食品を使うことも減るでしょう。こうしたことによって、いちばん体のなかに毒をためやすい食事が大きく変わり、体内の毒が減っていきます。

さらには、時間に追われるような都会から、のんびりした田舎での暮らしに変わることで、精神的にもストレスが軽減されます。これは大人ばかりでなく、小さな子どもにもいえることです。

まえにも触れたように、都会で暮らしているということは、毒に囲まれているようなものであり、毒が日々たまっているといっても過言ではありません。アトピーの因子を持っている人であれば、発病してもあたりまえの環境です。

それが空気も水もきれいな場所で生活するようになり、食事も変われば、体のなかにはいってくる毒はずっと減りますから、体のなかの毒はすこしずつ減っていきます。新陳代謝の活発な子供なら、毒が減るのも早いはずです。

見逃せないのは、転地療養をするのは、病院での治療に失望し、不信感を持った場合が多く、薬の使用をやめることが少なくないことです。ステロイド剤などの化学薬品を使わなくなることも、アトピーがよくなる大きな理由です。

もし、転地療養によってアトピーを治したいと考えるのであれば、病院での治療、化学薬品の使用は絶対にやめなければなりません。化学薬品を使い続けるのであれば、転地療養をしても意味がないのです。

ステロイド剤をやめれば、リバウンドが起こって一時的に症状がひどくなりますが、都会暮らしを続けている場合よりもリバウンドも軽くてすむでしょうから、我慢して、また使いはじめることのないようにしなければなりません。それが転地療養を成功させるための絶対の条件です。

ステロイド剤、抗アレルギー剤は使ってはいけない

病院で処方される皮膚病の治療薬の中心となっているのは、ステロイド剤、抗アレルギー剤、免疫抑制剤、かゆみ止め内服薬などです。しかし、これらの薬はまえにも説明したように、皮膚病の原因である体内の毒素を分解して無毒化したり、排泄する作用はありませんから、皮膚病を完治することはできません。毒素が体のなかで暴れるのを抑えて、皮膚病の症状であるかゆみや発疹、浮腫などを一時的に抑制するだけです。

ステロイド剤をはじめとするこうした皮膚病の治療薬には、いくつもの問題点があります。一つは、使いはじめたときには、それなりに症状を軽減、抑制する効果がありますが、しだいに効き目が薄くなっていくことです。私たちの体は、同じ薬を使い続けていると慣れてしまい、効かなくなるという性質があります。また、まえにも触れたように、化学的に作られた薬は、体にとっては毒でもあるために、使い続けるうちに、体のなかに毒としてたまっていき、皮膚病を悪化させてしまいます。そのために、効果が薄れたときには薬の量を増やす、別の薬を使うといった方法をとらざるを得ません。

皮膚の異常度とステロイド剤

①長年使用していたステロイド剤をやめて、そのまま放置した場合。

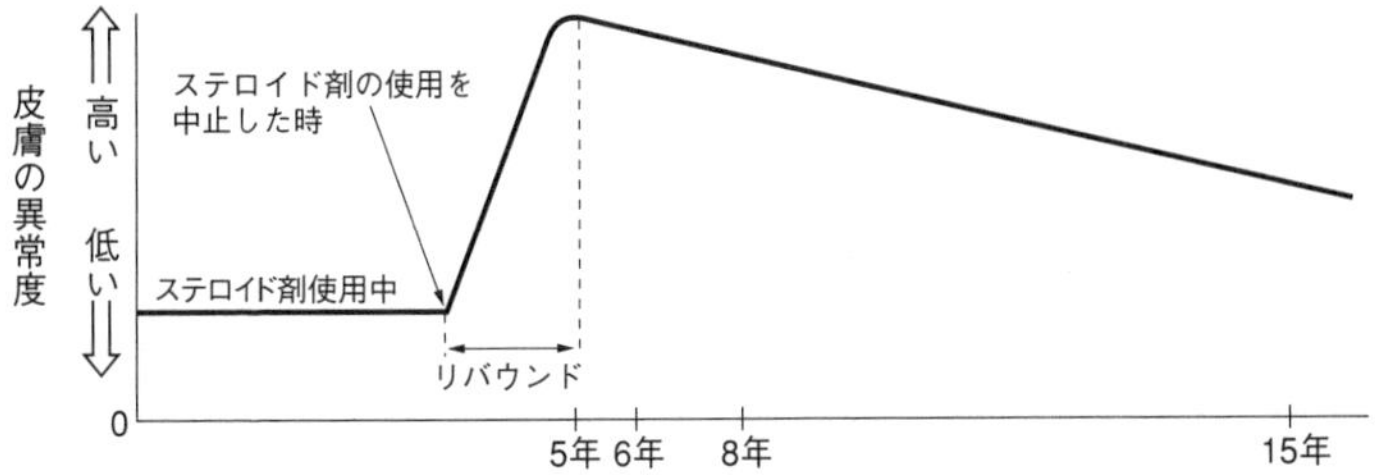

・ステロイド剤の使用をやめるとリバウンドが起こります。その後徐々に良くなりますが、15年たっても治りません。

②使用していたステロイド剤を、間隔をあけて使い続けた場合。

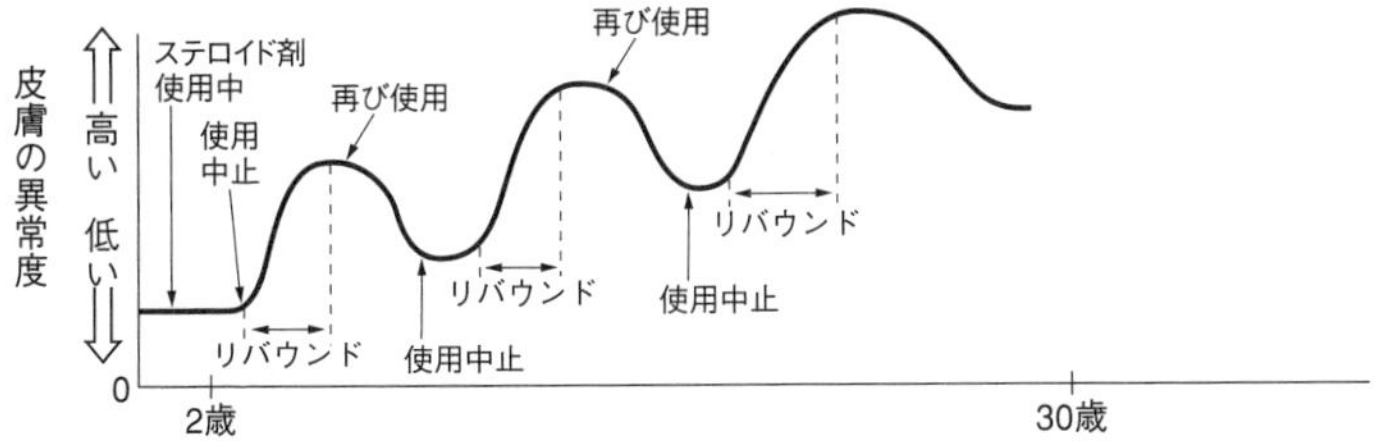

・ステロイド剤の使用をやめて起こるリバウンド中に再び使用を再開すると、一時的に症状はおさまりますが、再び使用を中止したとき、さらに大きなリバウンドが起こる。これを押さえるには、さらに強力なステロイド剤が必要となる。

③ステロイド剤をやめ、Dr.Tsaiの治療を始めた場合。

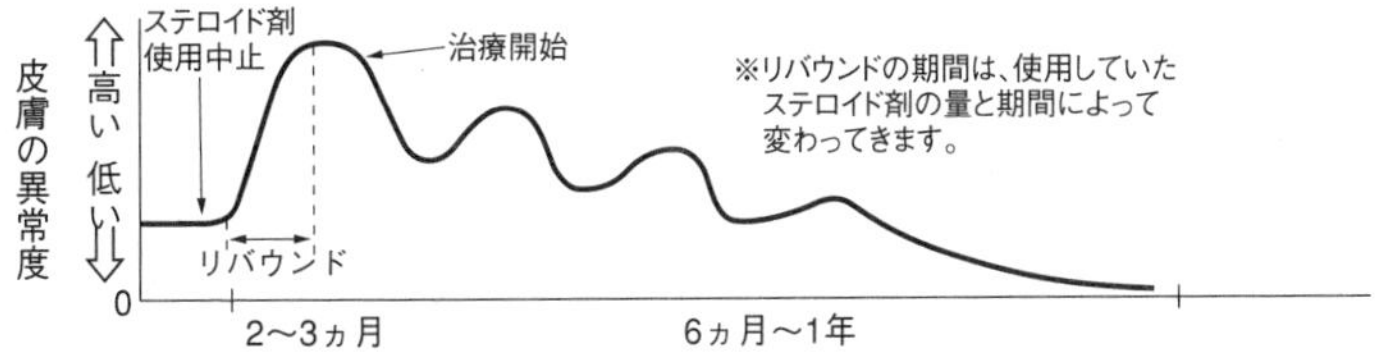

・Dr.Tsaiの治療を受けると、大きなリバウンドのあと数回の小さなリバウンドを経て、徐々になくなってきます。

副作用があることも大きな問題です。ステロイド剤はお酒を飲んだときのような赤ら顔になったり、ムーンフェイスと呼ばれる顔がむくんでパンパンに腫れたようになったりする副作用がよく知られています。ステロイド剤は人間の体のなかで分泌されている副腎皮質ホルモンと同じ働きを持つものであるために、ステロイド剤を使うことで、体のホルモンバランスが崩れて、深刻な副作用があらわれるのです。抗アレルギー剤や免疫抑制剤は、免疫の働きすぎを抑えてアレルギーや皮膚病の症状を抑えるものですから、免疫力の低下を招き、感染症などにかかりやすくなる危険があります。

また、何度もいうように、これらの薬は体のなかに毒としてたまっていき、皮膚病を悪化させるだけでなく、さまざまな病気の原因にもなります。とくに、体内にはいった毒素を分解する働きをしている肝臓への負担は大きく、長期間使い続ければ、肝機能の低下を招くこともあります。

いちばん問題なのは、こうした症状を押さえ込んでいる薬は、使うのをやめたらかならずリバウンドが起こり、症状が悪化することです。薬の力で無理やり症状を押さえ込み、しかも薬そのものが毒になっているために、薬の使用を止めると、押さえ込まれていた毒が暴発して、症状が一気に悪くなります。

ステロイド剤の使用をやめたときのリバウンドがとくに激しいことは、医師も承知しています。知っていながら患者に処方し、リバウンドを起こさせないために、使い続けさせるのです。

副作用が激しくて、ステロイド剤の使用をやめたいと考える患者も少なくありません。しかし、医師に相談するとリバウンドの危険を告げられ、副作用に悩みながら使い続けるしかないというケースがほとんどです。

最近では、ステロイド剤の弊害を深刻に受け止めて、その処方を控える医師もすこしずつ増えてきました。しかし、現代西洋医学では皮膚病の根本的な治療法はありませんから、ステロイド剤のかわりに、抗アレルギー剤や免疫抑制剤などの化学薬品を使うしかありません。

ステロイド剤や抗アレルギー剤、免疫抑制剤などは、一度使いはじめたら、リバウンドが起こることを覚悟しないかぎり、やめることはできません。使い続けていれば、副作用などで、いつかはかならず体に重大な影響があらわれます。しかも、それは内臓などへの、命にかかわりかねない影響です。

自分の体、健康のことを考えたら、これらの薬は絶対に使ってはいけません。それは、薬を使うように指導する病院で治療を受けてはいけないということです。皮膚病になったときには、体のなかの毒をだす以外に治す方法はないのですから、食事をはじめとする生活を改善することを考えて、病院や薬に頼ろうという考えは持たないことです。

乾癬はかならず治る

アトピー性皮膚炎とともに、治療が難しいといわれている皮膚病が尋常性乾癬です。乾癬は頭皮、肘、膝などの皮膚の硬い部分を中心に紅斑《こうはん》があらわれ、皮膚の角質層が鱗屑《りんせつ》と呼ばれるフケ状になって剥がれ落ちます。症状が進んでくると、紅斑が体中にあらわれるようになり、全身が赤くなることもあります。

尋常性乾癬は表皮細胞の異常増殖によって起こると、西洋医学では考えられています。皮膚には表皮と真皮があり、表皮の新陳代謝のサイクルは年齢によっても違いますが、だいたい一カ月から二カ月といわれていますが、表皮細胞が異常増殖を起こして、このサイクルが一週間程度に短くなることによって乾癬が引き起こされるとされます。しかし、肝心のなぜ表皮細胞の異常増殖が起こるのかという根本的な原因についてはいまだに明らかにされていません。

原因がわかっていないのですから、西洋医学では尋常性乾癬を完治させる治療法はありません。現在、病院で行なわれている治療法はすべて乾癬の症状を抑える対症療法です。治療法の中心は、ステロイド剤、光化学療法、ビタミンA誘導体、ビタミンDなどを使ったものですが、一時的に症状を抑えられるだけです。

尋常性乾癬では十数年も症状に悩み続け、ステロイド剤漬けのような状態になってしまっている患者も少なくありません。尋常性乾癬になって十数年もたつ場合、長年のステロイド剤などの使用によって体内に毒素がたまり、ひじょうに近い関係にある皮膚病である掌せき膿疱症の症状を併発することも少なくありません。

私は尋常性乾癬の原因を、ゆがんだ食生活によって体内に毒がたまったことによると考えています。とくに、肉などの動物性たんぱく質のとりすぎが乾癬の重大な原因になると考えられます。

乾癬の「癬」の字を分解してみると、やまいだれに新鮮の「鮮」、つまり魚と羊という字から成り立っていることがわかります。乾癬という病名は中国に起源がありますが、古代中国で乾癬は、魚や羊の食べすぎが原因で起こる病気と考えられていたことが、その名からうかがわれます。私のこれまでの治療経験でも、尋常性乾癬の患者さんは、動物性たんぱく質の摂取過剰の傾向が見られ、肉食を控えることが治療の重要なポイントであることがわかっています。

尋常性乾癬は皮膚病のなかでもっとも治療が困難なものといわれていますが、乾癬はかならず治ります。病巣が全身の三〇パーセント以内であれば、半年間の治療でほぼ完治させることが可能です。一〇年以上の病歴があり、ステロイド剤などの治療薬をそのあいだずっと使用してきたり、全身に症状が広がっている場合には、完治までに時間がかかりますが、それでも七〇パーセントの患者さんが一年半以内に完治します。

尋常性乾癬の治療では体内にたまった毒を出すこととともに、食生活を改善して、肉類の摂取を控えることが不可欠です。肉、とくに羊、牛、内臓類は絶対に控えなければなりません。魚もマグロ、カツオなどの赤身の魚、青魚などは控え、食べるのであれば白身の魚にする必要があります。

私のクリニックを訪れる尋常性乾癬の患者さんのなかには、乾癬は治らないといわれ、あきらめていたという人も多くいます。しかし、ステロイド剤などの使用をやめ、食生活を見直し、体から毒をだしていけば、尋常性乾癬も完治させることができるのです。

第3章

鍼灸は最高の治療法

西洋医学だけでは病気を治せない

いま世界の医学の主流となっているのは、現代西洋医学です。日本でも、大学の医学部で教えられているのは西洋医学であり、病院で患者を診察、治療している医師は、西洋医学を学んだ人間ばかりです。

西洋医学は科学とともに進歩、発展してきたといえ、一九世紀以降の二〇〇年間における進展は目覚しいものがあります。とくに、二〇世紀後半には科学の飛躍的な発展にともない、劇的に変化しました。

化学薬品が開発され、次々と新薬が登場し、手術法も開発、改良が重ねられてきました。さらには、臓器移植や人工臓器、人工血管の開発が進み、現在では、遺伝子の解析が進められ、医療への応用の道も探られています。

こうした最先端の科学技術を導入、応用してきた進歩は、医学に功と罪の両方をもたらしたことは、多くの人が認めていることです。また、進化し続けているにもかかわらず、現代西洋医学の限界も見えてきました。

西洋医学の限界としてクローズアップされてきたものの代表は、その治療法のほとんどが対症療法だということです。現代西洋医学では、科学技術を応用して、さまざまな新しい治療法が開発されてきましたが、それらは病気を根本から治し、完治させるものではなく、症状を抑えるだけのものです。

病院で処方される薬は対症療法の典型です。熱がでれば下げる、痛みがあれば抑える、炎症を起こしたら鎮めるといった具合に、どれも表面にあらわれた症状を緩和、抑制する働きはあるものの、発熱や痛み、炎症の原因を取り除いてくれる作用を持っている薬はありません。

アトピー性皮膚炎について説明したところでも触れましたが、皮膚病の治療法もすべて対症療法で、ステロイド剤も抗アレルギー剤も免疫抑制剤も、皮膚にあらわれた発疹、発赤、かゆみといった症状を軽減してくれるものの、皮膚病そのものを治してはくれません。そのために、皮膚病になった人たちは、それらの薬に副作用があることをわかっていて、実際に副作用に悩んでいても、かゆみや湿疹を抑えるために、一生、薬を使い続けなければならないのです。こうした治療がほんとうに治療といえるのか、病気の人を救っているといえるのかと疑問を感じるのは私だけではないはずです。

現代西洋医学のこうした限界は、科学に依存しすぎたあまり、目に見えないこと、科学的に立証できないことは信じない、否定するという姿勢が生まれたことによってもたらされたという指摘があります。

最先端の科学技術を導入することによって、それまで目に見えなかったこと、わからなかったことが見えるようになり、解明されたことは素晴らしい進歩です。内臓や血管、脳などの病気の症状が具体的にわかるようになり、把握できるようになりました。内臓の機能や血液の状態も数値として測定することが可能になっています。

しかし、目に見えること、数値として測れるものは症状であり、病気の原因ではありません。目に見えなくなったから、数値が改善されたからといって、病気の原因が取り除かれたのか、病気が治ったのかといえば、そうではないのです。

また、西洋医学は病気の予防に対しては、きわめて無力です。健康を保つためにもっともたいせつなことは、病気にならないことで、もし不幸にも病気になってしまったら、早期発見、早期治療をすることが重要となります。

現代西洋医学は、病気の早期発見には検査機器、検査技術の進歩によって、大きな力を発揮するようになりましたが、病気にならないというもっとも肝心な部分に対しては、これまであまり関心が払われず、研究もおろそかにされてきたことは否定できません。火事の被害に遭わないためには、いかにして火事をださないかをまず考えなくてはいけないのに、火事をどうやって早く発見するか、どうやって火を早く消し止めるかばかりを研究してきたようなものです。

新型肺炎、SARSを例にあげれば、これまで未発見だった新しいコロナウイルスが原因と考えられているために、ワクチンの開発までに数年かかり、SARSの効果的な予防法はないといわれています。しかし、多くの人がSARSに感染しにくい、たとえ感染しても症状が軽くてすむような体であれば、ワクチンがなくともSARSの被害が広がることは防げるはずです。こういう発想が西洋医学にはありません。

私たちにとってたいせつなのは、病気にならないこと、病気になったらその病気を完全に治して、健康な体を取り戻すことです。ところが、現代西洋医学には、もっともたいせつなこの二つのことができないのが現実です。

西洋医学がやっている治療というのは、表面的な症状を抑えることだけです。西洋医学の治療は、体を病気になるまえの健康な状態に戻すのではなく、症状を抑え、死ぬまで体をだましていくことしかできないのです。

手術に頼りすぎる西洋医学の罪

西洋医学の進歩は功と罪をもたらしたといいましたが、功としてあげなければならないのが、検査、手術、救急医療の進歩、発展でしょう。さきほども触れたように、さまざまな検査機器、検査方法が開発され、以前にはわからなかった病気が解明され、その症状や状態が把握できるようになったことで、多くの病気が治療できるようになりました。

救急医療の進歩は多くの命を救ってきました。あきらめるしかなかったような突発的な事故や病気でも、いまは迅速に検査して、治療をすることで、命を救うことができるようになっています。

しかし、西洋医学の発達のなかでもっともめざましく、大きな功績は手術の進歩だといっていいでしょう。救急医療によって多くの命が救われるようになったのも手術の進歩があったからですし、検査方法の進歩も手術の進歩があったから、より意味を持つようになったのです。

西洋医学において、手術はもっとも重要な治療法だといっても過言ではありません。心臓や肺、胃、腸、肝臓、腎臓などの内臓や脳、血管などの病気が手術によって治療できるようになったことは、医学にとって革命的なことです。数十年前には手をこまねいて、患者の死を見守るしかなかったケースでも、いまは手術が可能になり、日常生活に復帰させることができるようになっています。

最近では、レーザーや内視鏡などを活用した手術法も開発されて、患者にとってより負担の少ない手術も行なわれています。たとえば、白内障はかつて治療不可能といわれ、手術ができるようになってからも、患者は数週間の入院が必要でした。ところが、現在ではレーザーによる手術が普及し、外来での手術が一般的になってきています。

手術の進歩を見ていると、西洋医学にはこれからも明るい未来が開かれているように思えます。でも、よく考えてみると、西洋医学の治療法のなかで、病気を完治させることができるのは手術だけなのです。

これまで何度も説明してきたように、病気を治すには、その病気の原因となっている体のなかにたまった毒をだすことが必要であると、私は考えています。手術は西洋医学において、唯一の毒をだす方法です。西洋医学の医師たちはそういう認識はまったくありませんが、手術によって切除される病巣というのは、病気の原因となっている毒がもっともたまった部分です。その病巣を取り除くことは、毒をだすことでもあります。

手術の進歩は、多くの病気を治す可能性を広げてきたことは間違いありませんが、その一方で、西洋医学の限界を露呈させたともいえます。手術によって治せる病気が増えれば増えるほど、逆に、手術ができない病気、つまり、西洋医学では完治させることができない病気が明らかになってきたのです。

医師たちは、西洋医学では手術のみが病気を完治させる方法であり、薬物療法は対症療法に過ぎず、病気を根本的に治すことはできないとわかっています。そのため、手術に頼りがちで、安易に手術を選ぶという弊害が起こりやすくなっています。

私が医学部を卒業後に勤務していた大学病院もそうでした。「切れるものは切ってしまえ」と手術が行なわれ、手術ができない病気の患者さんには、「薬をだしておきますから」といって、薬を処方して終わりです。手術はしないといわれれば、患者さんは安心するかもしれませんが、実際には、手術が必要ないのではなく、手術ができないということのほうが多いのです。

最近では、自然治癒を重視し、安易に手術を選ばないという医師もでてきていますが、手術頼みである状況は変わっていません。手術法は進歩して、手術ができる病気が増え、成功率も上がり、患者により負担の小さい手術もできるようになったのですから、手術によって病気を完治させることが悪いとはいいません。しかし、手術以外に病気を完治させる治療法がないという事実も直視しなければならないのです。

「慢性疾患にはお手上げ」が医師の本音

手術の進歩とともに、抗生物質の開発によって、多くの病気が克服されてきました。かつて、日本人の死因のトップであった結核をはじめ、死病として恐れられたペストなど、いくつもの感染症が抗生物質によって治療が可能になったことは、人類にとって大きな勝利であるといってもいい過ぎではないでしょう。

しかし、これらの感染症が克服される過程において、一方では、別な病気が新たな問題としてクローズアップされてきました。それは糖尿病、高血圧などのいわゆる生活習慣病や花粉症、アトピー性皮膚炎、慢性関節リウマチ、膠原病といったアレルギー疾患、免疫疾患などです。

これらの病気にはいくつかの共通点があります。一つは、これらの病気はそのほとんどが慢性疾患であることです。また、生活習慣病の多くは食事などの生活の乱れが発病に大きく関係していることは明らかですが、アレルギー疾患、免疫疾患も西洋医学では原因は未解明とされているものの、やはり食事をはじめとする生活に原因があると私は考えています。

慢性疾患である生活習慣病、アレルギー疾患、免疫疾患に対して、西洋医学の病院では、薬物療法が行なわれます。糖尿病であればインスリンや血糖降下剤、高血圧ならば降圧剤、アレルギー疾患、免疫疾患にはステロイド剤や抗アレルギー剤、免疫抑制剤などが使われています。

こうした薬物療法は対症療法であり、使われている薬は症状を抑えるためのものです。たとえば、血糖降下剤を飲めば、糖尿病によって高くなっている血糖値を下げ、正常に近い値に戻す作用がありますが、糖尿病を治すものではありませんから、服用をやめれば、血糖値はまた高くなってしまいます。降圧剤も同様で、飲んでいるあいだは血圧が下がって安定していますが、それで安心して飲むのをやめてしまったら、すぐに血圧は急上昇します。

対症療法である薬物療法は、病気を根本的に治す力はなく、症状を抑えるだけのため、

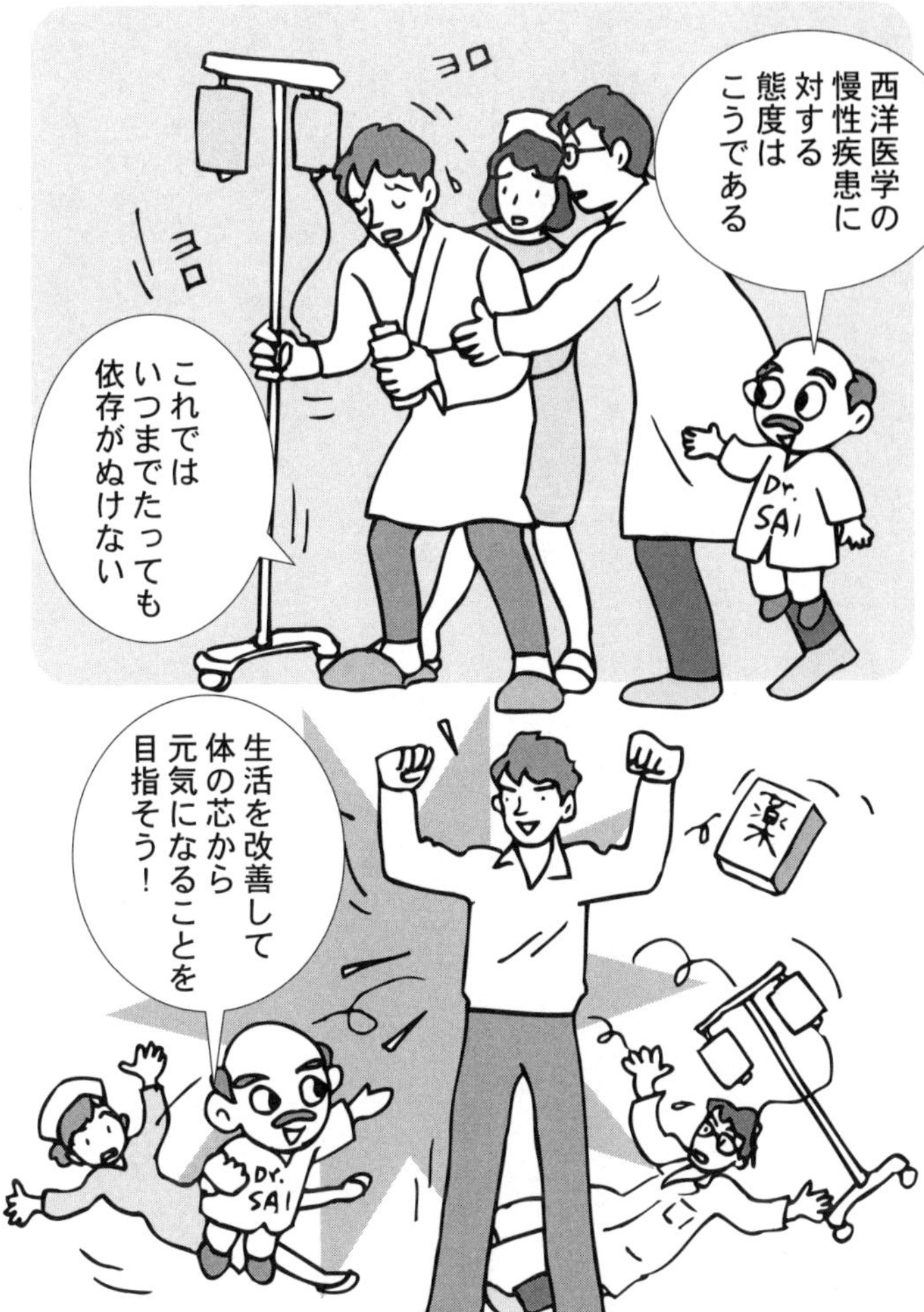

ヨロ
ヨロ
西洋医学の慢性疾患に対する態度はこうである
これではいつまでたっても依存がぬけない
生活を改善して体の芯から元気になることを目指そう！

死ぬまで続けなければならないのです。

慢性疾患は手術という西洋医学の切り札が使えません。糖尿病も高血圧も、内臓のどこかに病巣があって、そこを切除してしまえば症状が治まるという病気ではないため、手術ができないのです。そのため、症状を抑えるだけの、死ぬまで続けなければならない薬物療法をするしかありません。

つまり、西洋医学では慢性疾患は完治させられないということです。そのことは、医師たちも承知しています。ですから、糖尿病や痛風などになった患者さんに対して、薬物療法と並行して食事療法を指導し、「病気と上手につき合っていって、すこしでもよくなるように努力しましょう」というのです。

現代西洋医学は進歩とともに、細分化されてきました。科学技術の応用によって、体の細部までの診察、診断が可能になることにより、さまざまな科目に分かれ、専門化しました。それは一方では、検査の精密化による病気の早期発見、手術技術の飛躍的な進歩といったメリットをもたらしましたが、もう一方で、体の全体を見るという視点を失うことにもつながったのです。

生活習慣病、アレルギー疾患、免疫疾患などの慢性病の多くは、特定のターゲットだけを狙い打って治療することができない病気です。これらの病気には、細分化された現代医療はその限界を露呈せざるをえません。

現代西洋医学は万能ではないということを知る必要があります。急性の病気や事故などの救急医療が必要なケース、手術が最適な治療法である病気などでは、西洋医学は効果的であり、その治療を受けることは間違っていないと私も認めます。しかし、慢性疾患では、西洋医学は延々と薬物療法を続けるしか打つ手はなく、しかも、その薬物療法で病気が完治することはありえないのです。

西洋医学の薬は体に毒をためるだけ

病気になって病院に行くと、診察、検査を受けて、手術が必要な病気であれば手術をされ、そうでなければ薬を処方されます。まえにも説明したように、手術は体内の毒を取り除く西洋医学における唯一の方法ですから、必要な手術をすることは悪いことではありませんが、安易な手術が行なわれていることも確かです。

最近、医療事故と医師のミスを隠蔽しようとする病院の体質が大きな問題となって、批判を集めていますが、事故が多発している裏には、手術ができる病気は何でも手術をすればいいという考え方があります。たしかに、手術は有効な治療手段ですが、ミスをすれば患者の命を奪うことになるという認識が医師には必要です。ところが、日常的に手術が行なわれているうちに、手術の危険性の認識や患者を一人の人間として尊重する意識が欠如する医師が増えてきてしまっているのではないかと私は考えています。

しかし、いまの医療のなかでもっとも大きな問題は薬です。現代西洋医学では薬への依存度がひじょうに高く、医師はさまざまな薬を処方します。風邪をひいて病院に行っても、抗生物質、解熱剤に加え、胃や腸の薬まで処方されます。慢性疾患で長年通院している人になると、十数種類の薬を処方されて、毎食後に山のような薬を水で流し込んでいることも珍しくありません。

こうした薬漬け医療はこれまでにも問題とされ、批判を浴びてきましたが、改善される様子はありません。手術以外に治療法を持たない西洋医学では、手術ができない慢性疾患などでは、患者を薬漬けにしてでも症状を抑える以外にとるべき方法がないからです。

いま使われている医薬品のほとんどは、化学的に合成されたものです。これらの化学薬品は病気の症状を抑える作用のある成分を分析して、化学的に作られるために、大量生産ができるというメリットがありますが、その反面で副作用などの悪影響を及ぼす危険を持っています。

たとえば、抗生物質はインフルエンザの治療にも使われるいまでは一般的な薬で、結核など多くの感染症を克服するうえで大きな貢献を果たした、現代医療に不可欠な存在です。しかし、抗生物質は体内に侵入した細菌やウイルスなどの有害物質を死滅させると同時に、腸内細菌の善玉菌のような体にとって有益な働きをしている菌も殺してしまいます。そのため、抗生物質を服用したあとには、腸の調子が悪くなりやすいのです。

また、風邪のときに処方される解熱剤には胃を荒らす副作用があることがよく知られています。風邪をひいて病院に行ったときに、解熱剤などと一緒に胃の薬も処方されるのは、その副作用を和らげるためです。

抗生物質や解熱剤は、一時的に服用するだけですから、副作用が起こるのも一時的ですが、慢性疾患の治療に使われている薬は、その薬を服用しているかぎり、つまり、生きているかぎり、副作用が続きます。

慢性疾患ではその症状を抑えるために、長期間、薬を使い続けなければなりませんが、私たちの体は同じ薬を使っていると、だんだん体が慣れてしまって、効果が薄らいでしまいます。そのため、徐々に強い薬に変えていかなければならないのです。でも、効き目が強いということは副作用も強いということです。慢性疾患の治療をしている人が、治療期間が長くなるにつれて、たくさんの種類の薬を飲まなければいけなくなるのは、強い薬を使うようになるとともに、その副作用を抑えるための薬が増えていくからです。

化学薬品が恐ろしいのは、副作用があることに加えて、薬そのものが体にとっては有害な毒だからです。化学的に合成された物質は、たとえそれがもともと人間の体内で作られる物質をもとに合成されたものであったとしても、体にとっては異物です。異物が侵入すると、免疫反応が起こって体を守ろうとするように、異物である化学薬品がつねに体のなかにはいってくることがいいはずがありません。

しかも、その異物は強い毒をもっています。「毒をもって毒を制す」という言葉がありますが、病気の症状を抑える化学薬品はまさに毒なのです。化学薬品を大量に、長期間に使用すると、肝機能障害が起こる危険があります。体のなかにはいってきた毒物を解毒するのはおもに肝臓の役割で、長いあいだ化学薬品を使い続けていると、その薬の毒を解毒しつづけてきた肝臓は疲弊し、さらには解毒しきれなかった毒が肝臓にたまって、機能が低下し、障害が起こるのです。

　こうした薬によって起こる肝臓の障害は薬物性肝機能障害と呼ばれ、慢性疾患などで長期間、薬を使い続けている場合や、大手術のときに麻酔を大量に使ったときなどに起こる危険があります。

　これまで何度もいってきましたが、化学薬品を使い続けることは、毒をため続けていることです。薬漬けは毒漬けでもあるのです。薬物療法によって症状を抑えているのは、症状こそ軽減されるものの、その病気は完治しないだけでなく、体のなかに毒をためて、ほかの病気になる危険を高めていることでもあります。

　薬物療法を続ければ続けるほど、強い薬を使うようになり、その副作用を抑えるためにいろいろな薬も処方され、体にたまる毒の量はいっそう多くなり、その毒によって別な病気になって、また新しい薬を使われて毒がたまるという悪循環に陥るのです。

　この悪循環を断ち切るには、薬の使用をやめるしかありません。しかし、いまの西洋医学では薬の使用をやめることは不可能です。副作用などの危険が高いことがよく知られているステロイド剤も、医師たちは危険性を十分に承知していながら、ほかに方法がないために処方せざるをえないのです。

　薬害というと、血液製剤によるＨＩＶ感染やウイルス性肝炎の感染がイメージされますが、病院で処方される薬や市販されている薬も、その副作用や体内に毒としてたまったことで、異常が起これば薬害です。化学薬品を使うことは、薬害の危険にさらされることだということを知る必要があります。

同じ解熱剤でも化学薬品と漢方では作用がまったく違う

いま日本の病院で処方される薬はそのほとんどが化学薬品です。また、薬局やドラッグストアなどで売られている薬の多くも化学的に合成されたものです。そのため、漢方薬は専門の漢方薬局に行かなければ手にはいらないと思われがちですが、漢方薬も保健薬として認められていて、病院の医師も漢方薬を処方することが認められています。

このところ、大手製薬会社も漢方薬を配合した風邪薬などを製造するようになり、薬局などで売られています。化学薬品よりも体にやさしいとして、それらの薬を勧める薬剤師も少なくありません。

日本は明治時代に西洋医学が本格的に導入されるまでは、長いあいだ、漢方を中心とした医学が実践されていた歴史があります。漢方薬が多くの人に受け入れられる下地はもともとあり、化学薬品の危険性を感じはじめた人たちが、漢方薬のよさを見直して、関心を持つようになったのです。

漢方薬は植物がおもに原料になっていて、一部、動物や鉱物などが原料になっているものもありますが、いずれも天然の成分によって作られていて、化学合成されたものはいっさい使われていません。

また、西洋医学の化学薬品が対象となる症状や体の部位にピンポイントで効き目を発揮するように作られているのに対して、漢方薬は体全体にじんわりと作用して、症状を緩和し、病気を治療するようにできています。

そのため、化学薬品と漢方薬では同じ効果をもつ薬でも、体への作用の仕方が違います。たとえば、風邪などで熱が出たときに用いられる解熱剤は、西洋医学でも漢方でもよく使われる薬ですが、化学薬品の場合は熱を下げることに狙いが絞られているために、その副作用として、体の機能が低下する傾向が見られます。それに対して、漢方の解熱剤は体全体に作用して体の機能を高め、それによって熱を下げます。熱を下げるという働きは同じですが、体への作用はある意味で正反対ともいえます。

漢方薬は全般的に体の機能を高めるものが多く、その点からは体にやさしいといわれるのは間違いではありませんが、体にやさしいということが強調されて、誤解を持たれている面もあるようです。

その一つが、漢方薬は化学薬品に比べて効き目がゆっくりあらわれるというものです。急性疾患の症状を抑えるために作られた化学薬品は、即効性には優れているのは間違いありません。それに対して、漢方薬のなかには、ある程度の期間、服用を続けることで体の機能、バランスを整え、体が本来持っている自然治癒力を高めて、病気を治すというものも多いため、そうした誤解をもたれているのでしょう。

しかし、漢方薬のなかにも、解熱剤のようにすぐに効果があらわれる必要のあるものは、即効性もあります。ある実験では、同じ風邪の症状で発熱した複数の患者に対して、化学薬品の解熱剤と漢方の解熱剤を投与して、熱の下がり方を比較したところ、漢方のほうが早く熱が下がったという結果がでています。

薬の効き方は、薬と患者の体質との相性によって違いがでますし、とくに漢方の場合は相性が重視される面があります。そのため、この結果だけから漢方のほうが、即効性があるとはいえません。しかし、漢方は効き目が遅いといわれるのが誤解である証明にはなるとは思います。

西洋医学ではガンは治らない

日本人の死因の上位にはガン、心臓疾患、脳疾患が並ぶ状況がここ三〇年ほどずっと続いています。とくに、ガンはこのところトップの座を占め続けていて、日本人にとってガンはいまももっとも恐ろしい病気となっています。

以前はガンになったらまず助からないとされ、不治の病と考えられていました。最近では、検査方法と手術の進歩によって早期発見、早期治療によって、延命率は高まり、完治するケースも多くなったといわれています。しかし、現実には治癒率が高いのは胃ガンなどの早期発見が比較的容易で、手術によってガン細胞を完全に摘出できる部分のガンであって、肺ガン、肝臓ガン、膵臓ガンなどの自覚症状が出にくく、発見の難しいガンについては、治癒率に目覚ましい向上は見られません。また、中高年男性に前立腺ガンが増えているように、新たに増加傾向にあるガンも出てきています。

そもそもガンがどうして発生するのかは、現代医学でも完全には解明できていません。活性酸素などによって細胞の遺伝子が傷つけられ、細胞が異常分裂、異常増殖を起こす、ガン抑制遺伝子が何らかの原因で働かなくなることによって、ガン発生遺伝子が活動をはじめて細胞がガン化するなど、いくつかの有力とされる仮説がありますが、いまだガン発生の原因は究明されていないのです。

ガンは古くからあった病気と考えられています。日本でも豊臣秀吉の死因はガンと考えられていますし、中国では三〇〇〇年前の文献にガンに相当すると考えられる病態の記述がすでに載っています。また、古代エジプトやギリシャ、ローマなどでもガンはあったと考えられています。

私は、人間は誰でもガンになる因子、ガン遺伝子のようなものを持っていると考えています。そのガン因子は、体のなかに毒がたまることによって動き出し、細胞が異常増殖を起こしてガン細胞化し、ガンになるのです。中高年以降にガンの発症が多いのは、その年代になると、体のなかに毒が一定量を超えてたまり、ガン因子が動き出すことが多いからだと考えられます。

現在、ガンの治療法の主流となっているのは、手術と抗ガン剤や放射線治療です。まえにも説明したように、手術は現代西洋医学において体内の毒、病巣を除去する唯一の有効な方法です。ガンの場合も、手術によってガン細胞を完全に切除することができれば、ガンが完治する可能性もあります。

ガン組織がまだ小さく、ほかへの転移がまったく見られないような初期のガンの治癒率が高いのは、手術によって完全に切除することで治すことができるからです。ところが、手術によってガン細胞を切除しきれない場合や、ほかの組織への転移が起こっている場合には、現代医学では大きな問題に直面せざるを得なくなります。

手術によってガンを取り除けなかった場合、抗ガン剤と放射線による治療が行なわれることになります。抗ガン剤も放射線も、ガン細胞の増殖を抑制し、縮小させる効果があることはわかっていますが、大きな副作用があります。

放射線はよく知られているように、大量に浴びればさまざまな健康障害が起こり、病気を引き起こします。旧ソ連のチェルノブイリ原発事故では数多くの犠牲者が出て、いまも後遺症や被爆が原因の病気に悩む人たちがたくさんいます。

放射線治療では直接には健康に問題が起きないレベルの放射線が照射されるとはいえ、ガン細胞を攻撃し、縮小させる効果があるのですから、体にまったく影響がないはずがありません。限られた期間、放射線治療を行なうことによってガン細胞が消滅するというのであればまだしも、長期間にわたって放射線治療を行なえば、ガン細胞は縮小しても、放射線によって体が痛めつけられてしまいます。

抗ガン剤の場合も同様です。抗ガン剤には吐き気、食欲不振、脱毛、免疫力低下など、さまざまな副作用があることがわかっています。抗ガン剤を長いあいだ使い続けた結果、ガンは小さくなったのに、副作用によって体がボロボロになってしまい、そのために病気を引き起こして命を落とすというケースもあります。

私のクリニックでも、これまでに数十人のガンの患者さんを治療してきました。その多くが病院で余命半年以内と宣告されたような末期ガンといわれる人たちです。私はその患者さんたちに鍼灸と漢方を組み合わせた治療を行ないましたが、その効果は、私のクリニックの治療だけを受けていた人と抗ガン剤や放射線治療も並行して受けていた人では違っています。

病院で「助からない」と宣告されたことから、治療を拒否して、私のクリニックの治療だけを受けた人たちは、治療の効果がはっきりとあらわれ、約九五パーセントが五年以上延命することができました。

ところが、抗ガン剤や放射線治療を併用していた人たちの治療効果は低く、延命率も下がってしまいます。抗ガン剤や放射線治療の副作用によって体力や免疫力が低下し、体の

西洋医学では、ガンは治らない

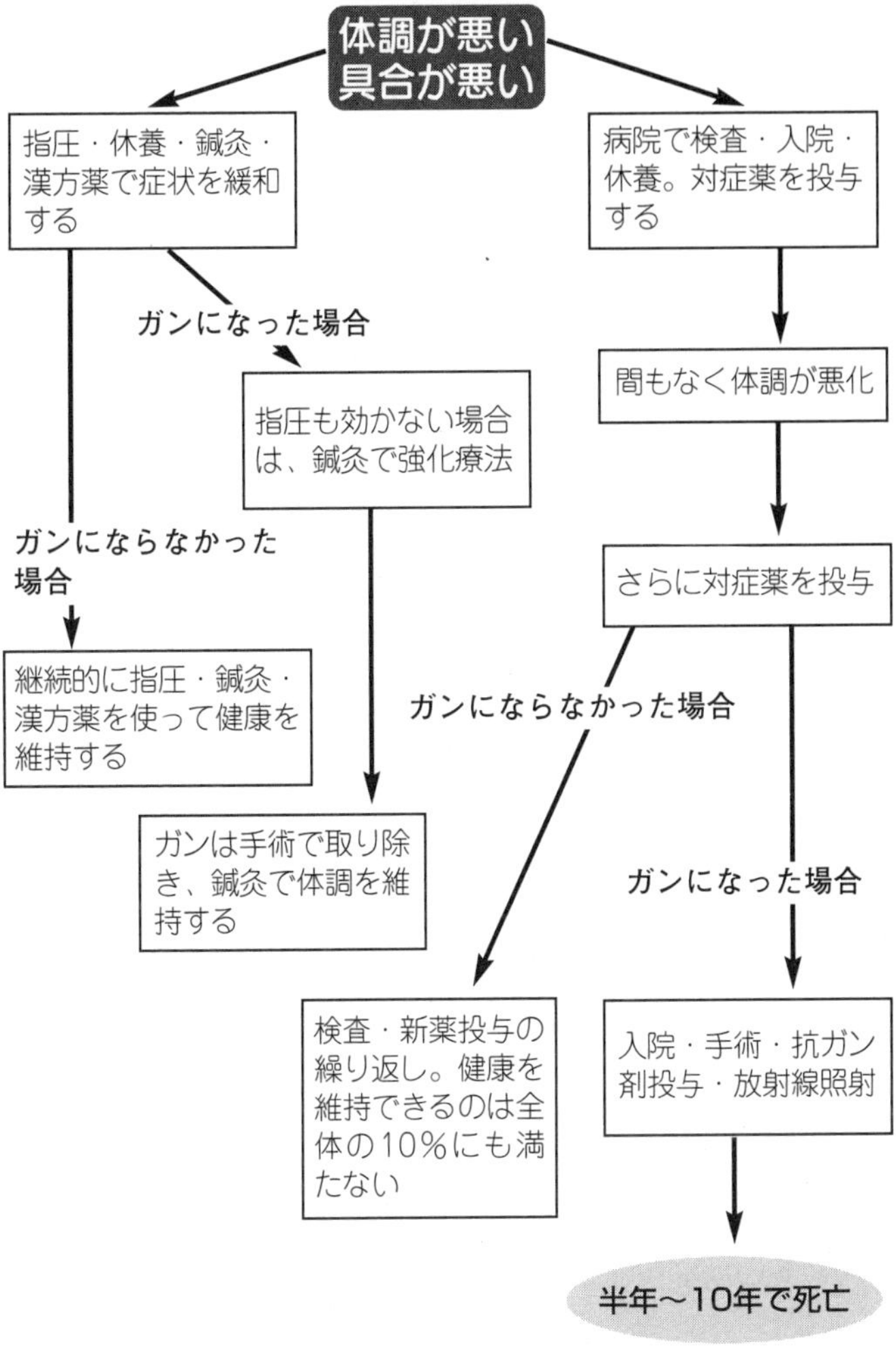
体調が悪い
具合が悪い
指圧・休養・鍼灸・漢方薬で症状を緩和する
病院で検査・入院・休養。対症薬を投与する
ガンになった場合
間もなく体調が悪化
指圧も効かない場合は、鍼灸で強化療法
ガンにならなかった場合
さらに対症薬を投与
継続的に指圧・鍼灸・漢方薬を使って健康を維持する
ガンにならなかった場合
ガンは手術で取り除き、鍼灸で体調を維持する
ガンになった場合
検査・新薬投与の繰り返し。健康を維持できるのは全体の10%にも満たない
入院・手術・抗ガン剤投与・放射線照射
半年〜10年で死亡

さまざまな部分に障害が起こり、ガンよりもそのほうが問題となって、最後には、腹水がたまるなどして、病院に入院し、死亡しています。

私たちは誰もがガン因子を持っており、ガンになる可能性があります。もし、ガンになってしまったら、病院でガンと宣告されたら、現代医学によるガン治療、とくに抗ガン剤や放射線治療は拒否するべきです。これらの治療ではガンを治すどころか、命を縮められるだけです。

ごく初期のガンで、手術によって完全にガン組織が摘出できて、転移、再発の危険もほとんどないというのであれば、手術を受けるのもいいかもしれません。しかし、手術のあとに抗ガン剤や放射線治療の必要があるといわれても、拒否するのはもちろんです。

手術によって完全にガンを取れる可能性が低いのであれば、手術もやめて、温存的療法を選んだほうが延命率は高くなります。何時間にも及ぶような大手術は、体に大きなダメージを与えます。そのうえに、抗ガン剤や放射線を使ったら、体力や免疫力の低下は計り知れず、治るものも治らなくなります。

ごく初期の一部のガンを除いて、現代医学によってガンを治療することは不可能で、抗ガン剤や放射線治療はかえって命を縮めます。もし、不幸にしてガンになってしまったら、現代医学のガン治療は危険であるということを認識して、より長くガンと共存するためにどんな治療法を選ぶべきかを考えなくてはなりません。

鍼、マッサージ、アロマテラピーなど代替医療の人気の秘密

最近、いろいろな代替療法が人気になっています。代替療法とは、いわゆる病院で行なわれている医療以外の健康法、治療法などを総称するものですが、そのなかには、アロマテラピー、カイロプラクティス、マッサージ、指圧、整体、リラクゼーション、ハーブ療法、温熱療法、温泉療法、気功、太極拳などさまざまなものがあります。

日本では医学の中心は西洋医学ですが、鍼灸、マッサージについては、国家資格が設けられ、医療行為として認められていて、健康保険も適用されますが、一般的には医療というと病院での診察、治療というイメージがありますから、広い意味では代替医療に含めてもいいかもしれません。

これらの代替医療には、日本では最近になって紹介されたもの、一般的になったものもありますが、ほとんどが各地の伝統治療にルーツを持ち、多くの人たちに実践、利用され

てきた長い歴史のあるものです。

たとえば、鍼灸、漢方薬草療法、中国式マッサージ、気功、太極拳などは、中国で五〇〇〇年の昔から多くの臨床例があり、その効果が実証されているものです。ハーブ療法はヨーロッパで歴史のある一般的な治療法で、いまも人気があります。ハーブ療法に用いられるハーブのなかには、その薬効が科学的にも証明され、いくつもの国で医薬品として認められているものもあります。

リラクゼーションはアメリカでもっとも人気があり、利用されている代替療法で、ヨーロッパでもポピュラーなものです。最近人気の足裏マッサージは、北欧などのヨーロッパで長い伝統があります。

日本でも代替療法は、古くから利用されてきました。民間療法といわれるものは、すべて代替療法なのです。現在の温泉療法では、医師の指導によって入浴、リハビリなどを行なうものですが、湯治はもっとも伝統的で、身近な代替療法のひとつです。いまも全国に湯治場として有名な温泉があり、自炊施設のある旅館に長期間滞在する湯治客も少なくありませんし、「信玄の隠し湯」「親鸞上人のゆかりの湯」など、歴史上の人物のエピソードを伝える温泉もあります。また、指圧は中国の経絡やツボの理論などをもとに日本で独自に発達したもので、古くから利用されてきました。

ここ数年、人気が高まり、ブームとさえいわれるようになったサプリメント、健康食品も代替医療の一つです。病院での治療で思うような効果があらわれない人では、健康食品を利用する人も多くなって、健康食品に含まれる成分のなかには、体への作用や病気や症状の治療効果が実証されたものもあります。

このような代替医療がいま人気を集め、多くの人が利用するようになってきた理由は、現代医学の限界を感じはじめてきたからだといえるでしょう。何度もいっているように、現代医学では手術以外に病気を根本的に治す方法はありません。そのために、さまざまな化学薬品を使って症状を抑える薬物療法がとられます。ところが、それらの化学薬品には副作用があり、その副作用を抑え、緩和するためにまた薬を使わなくてはいけなくなり、薬漬け医療と呼ばれる状況になっています。

こうした医療の現状に不満や不安を感じている人が、確実に増えているのです。それはクリニックで患者さんを診察していても気づきます。代替医療は、病院での治療に不安や不満を持っている人たちの受け皿となっていて、代替医療の人気が年々高まっているのは、現代医学を信じられなくなっている人が増えていることの証といえます。

ただ、注意しなければいけないのは、代替医療のすべてが体系化され、確立されたものではないことです。中国伝統の鍼灸や漢方などは、きちんと体系化されていますし、日本でも長い歴史があります。しかし、なかにはまだ歴史が浅く、体系化される過程にあるものや、海外では歴史があっても、日本には紹介されて日が浅く、レベルが追いついていないものなどがあることも確かです。

代替医療を利用することは間違いではありませんが、安易に信用、利用するのではなく、その代替医療がどんなものであるのか、利用する施設がどんなところかなどをきちんと確認する必要があります。

健康食品、化粧品も危ない場合がある

いま健康食品、サプリメントは花盛りといってもいい状況です。大手ドラッグストアのチェーン店に行くと、棚には数多くの健康食品が並び、同じ成分のものが何種類も揃っている場合もあって、選ぶにも迷ってしまいそうなほどです。

健康食品がこれほど人気になっている理由としては、健康志向の高まりと、さきほど触

れた医療への不信が考えられます。国民生活基礎調査を見ても、悩んでいることとして、自分の健康、家族の健康をあげている人がひじょうに多く、かつてないほど健康への意識が高くなっていることがわかります。そうした健康志向の高まりのなか、医療への不信も募って、自分の健康を守るために、健康食品に関心を持ち、利用する人たちが増えているのでしょう。

健康食品というと、以前は持病を抱えている中高年の人のものというイメージがありました。しかし、最近では利用者の年齢層が広がり、若い人のあいだにも人気が広がっています。

若い女性が利用する健康食品といえば、美容に効果があるとされるビタミンCなどのビタミン類と相場が決まっていましたが、ここ数年のあいだに、ミネラル類のサプリメントを服用する女性が増えています。健康ブームのなかでミネラルの重要性が知られるようになったためです。

健康食品を利用する場合には、いくつかの注意が必要ですが、その最大のものは、製品選びを慎重にするということです。健康食品を製造、販売しているメーカーのなかには、規模の大小は関係なく、良心的で、きちんとした製品データなどを揃えているところもある一方で、金儲けだけを考えたいい加減なところも少なくありません。

たとえば、有効成分の含有量の少ない商品を見栄えのいい容器に入れて、高そうな包装をして、高い値段で売っている会社もあります。利用者から、効果があらわれないと苦情がくると、「長く飲み続けないと効果はでない」「体質に合わないのかもしれないから、もっと長く飲んでみてくれ」などと、言い逃れをします。

効果が薄いのならまだしも、体にとって害のある化学薬品が配合され、しかもそれが表示されていないというケースもあります。死者がでたことで話題となった輸入ダイエット食品の場合も、使用が禁じられている化学薬品が配合されていたことがその後の調査で明らかにされました。

また、有効成分の含まれている原材料を使っているといっても、その有効成分がもっとも多く含まれている部分ではない場所、たとえば、ある植物の葉にもっとも有効成分が多いのに、茎を大量に混入しているといった商品や、有効成分の抽出方法、精製方法が適切でないといった商品もあります。それらの商品は、有効成分の含有量が不十分であったり、ときには、本来含まれていてはいけない有害物質が除去されていないために健康被害を起こす危険のある場合もあるのです。

健康食品では、天然の成分が多くなっていますが、ビタミン剤やミネラル剤では化学合成されたものもあります。化学合成されたものは体での吸収がよくないことがわかっていますし、化学薬品と一緒で、長期間服用すれば、体に毒としてたまっていく危険性があります。

天然の成分としては、植物、動物、鉱物などですが、動物性原料を使ったものは注意が必要です。動物性原料の健康食品は、変形性膝関節症の原因である磨耗した軟骨を再生する作用があるとされるコンドロイチンなどの一部のものを除けば、あまり利用は勧められません。まえにもいったように、人間にとって、動物性のたんぱく質や脂肪は必要最低限摂取すればいいものであり、それは毎日の食事でも摂取過剰になりがちなもので、健康食品でさらに摂取することは、逆に健康に悪影響を与える危険があります。

健康食品に注目が集まり、ブームとなっているために、それに乗じて、いい加減な商品で一儲けしようとする業者が存在する可能性はすでに指摘されています。健康食品の利用を否定はしませんが、慎重に商品を選ばないと、効果がないだけでなく、健康被害をこうむる危険があることを知っておくべきです。

女性にとっては、健康食品以上に身近な存在である化粧品にも、危険は隠れています。

化粧品のなかには、ごく少量のステロイドやその類似物質が含まれているものがあります。それらは、厚生労働省の基準よりも低い濃度でしか含まれていないために、表示義務がなく、パッケージなどを見てもステロイドが含まれているかどうかはわからないため、よけいに厄介なのです。

微量とはいえ、ステロイドが含まれていれば、副作用やリバウンドの心配はあります。たとえば、その化粧品を使っていると肌の状態がいいのに、やめると使いはじめる以前よりも肌の状態が悪くなったという場合、ステロイドが含まれた化粧品である可能性が高いと考えられます。

また、化粧品のなかには、いろいろな化学薬品が含まれていて、それも皮膚や体に悪影響を及ぼします。毎日、化粧をしている女性にシミができることが多いのは、化粧品に含まれる成分と日光の紫外線が反応するからだと考えられます。

化粧品は毎日、長期間、使い続けるものですから、有害な成分が含まれていれば、その影響はいずれ深刻な形であらわれる恐れもあります。化粧品を選ぶには、人それぞれに基準があるでしょうが、安全性をもっと重視して、どんな成分が使われているかに目を向けるべきです。

私が鍼、漢方薬を使いはじめたわけ

私は日本の千葉大学医学部で医学の勉強をし、日本の医師免許を取得している西洋医学の医師ですが、クリニックでは西洋医学と鍼、漢方を組み合わせた治療を行なっています。私が西洋医学の教育を受けながら、鍼や漢方といった中国医学を治療に取り入れようとしたのは、台湾出身であるということもありますが、自分自身の患者としての経験が大きな理由となっています。

私は台湾で生まれ、国立中央警察大学を卒業し、官僚として仕事をしていました。その私が日本にくるきっかけとなったのは病気でした。武道をずっとやっていたためか、多発性関節炎が持病で、年々、症状はひどくなる一方でした。台湾国内でいくつもの病院で治療を受けたのですが、有効な治療法は見つからず、医学の進んでいる日本でなら、治るかもしれないと、日本にくる決心をしました。

日本にきた当初は、医学の勉強をするつもりはありませんでした。多発性関節炎の治療をしながら、法律の勉強をしようと考えていたのです。ところが、日本の病院で治療を受けても、多発性関節炎はすこしもよくなりません。そこで、試しに台湾から関節炎などに効果があるとされる薬草を何種類か取り寄せ、自分なりに配合して、飲んでみたところ、すこしずつ、関節の腫れや痛みがよくなり、三年ほどで完治してしまったのです。これがきっかけで私は医学に興味を持つようになり、日本にきてから世話になっていた人の勧めもあって、千葉大学医学部に入学したのです。

千葉大学を卒業後、大学病院に勤務していた私は、医療の現場を経験すればするほど、現代医学への疑問と漢方や薬草への関心が高まっていきました。手術ができる病気はすぐに手術をし、そうでなければ治る見込みもないまま薬を処方しつづけるという状況をそのまま受け入れていいのかと思ったのです。

現代医学では新薬が続々と開発され、認可を受けて、医療現場で使われますが、新薬だから効果が高いわけではありません。新薬のなかには、予想ほどの効果があらわれず、消えていくものも少なくないのです。平均して一〇パーセント程度の治癒率しかないのが実際です。

そこで、勤務医時代にも私は、自分が担当している患者さんで了解を得られた場合には、自分で調合した漢方薬を処方していました。患者さん一人ひとりの症状や体質に合わせて調合した漢方薬は、化学薬品や事前に調合されている漢方薬に比べて、病気の治癒率が高く、副作用の心配も少ないことがわかりました。

こうした経験から、漢方や薬草の研究を重ねるようになり、さらに、薬だけでは治せない病気の治療法として鍼に行き着き、鍼の研究も行なうようになりました。その過程で確信したのは、現代医学のように体を部分ごとにとらえて病気を見るのではなく、全身を見て、体の内側から健康にし、免疫力を高めることが病気を治すことにつながるということだったのです。

その後、自分のクリニックで鍼と漢方を組み合わせた治療を行なっていますが、鍼も漢方も自分なりに研究を重ねた末に、独自の工夫を加えたものです。鍼は中国の伝統的な鍼治療の欠点に気づき、中国鍼のような長い針ではなく、短い針を使う外科的鍼灸です。漢方も、従来の伝統的な漢方薬に加えて、中国で古くから知られている薬草や野草を研究し、薬効があり、安全性の高いものを数十種類組み合わせたオリジナルなものです。

これまでこの鍼と漢方を組み合わせた方法によって多くの患者さんを治療してきましたが、その効果はある意味では自分の予想以上のものがありました。糖尿病や高脂血症、肝炎、腎炎などの慢性疾患でも、高い確率で治癒することができます。また、難病とされる病気が完治したケースも少なくありませんし、完治しないまでも症状があきらかに軽減されるのです。

医学の原点は薬草にあり

現在、世界の医学は西洋医学が中心となっていますが、各地に伝統的な医学、民間療法などが伝わり、場所によっては、それらが西洋医学と共存して、いまも健康法、治療法として用いられています。

中国では、伝統的な中国医学と西洋医学がともに重要な役割を果たしていて、中国医学の病院があるだけでなく、西洋医学の病院にも中国医学の診療科が設けられています。私の出身地である台湾では、中国医学学院が設立され、中国医学の医師の育成が行なわれています。

インドやメソポタミアといった古代文明が栄えた地域では、その時代から続く伝統的な医学が現在も盛んで、数多くの伝統医学の医師が伝統的な治療法、薬を用いて、患者を治療しています。

考えてみれば、西洋医学が世界的に広まり、主流となったのは、そう古いことではありません。日本でも、明治になって西洋医学が本格的に取り入れられるまえまでは、中国医学を基本に、日本の民間療法などを組み合わせた独自の医療が行なわれていました。

世界各地に伝えられる伝統医学は、その歴史のなかで発展してきました。西洋医学もその一つですが、西洋医学は科学の進歩とともに、それを積極的に取り入れて発展し、ヨーロッパ諸国が世界各地に進出し、植民地を増やす過程のなかで広まっていったのです。

西洋医学、世界各地の伝統医学は、その発展の過程において、それぞれの独自性を持つようになってきましたが、そのルーツをたどっていくと、共通点が見えてきます。それは、野草を薬とすることが基礎となっているという点です。

西洋医学も、いまでこそ化学薬品が全盛となっていますが、それはつい最近のことです。西洋医学でも長いあいだ、薬効のある野草、つまりは薬草が薬の主役でした。化学薬品もその成分を分析し、有効成分だけを抽出することからはじまり、化学的に合成することへと発展していきました。ほとんどすべての薬品が化学的に合成されるようになったのはそう古いことではなく、二〇世紀の半ばになってからです。

薬草の治療への利用は、西洋医学を生んだヨーロッパでもいまも行なわれています。さまざまな野草を治療に用いるハーブ療法は、ヨーロッパ各国で人気のある伝統的な代替医療です。また、日本では健康食品として扱われる薬草が、医薬品として認められ、病院での治療に広く使われているケースも少なくありません。

薬草を用いた治療法というと、中国の漢方薬がイメージされるのは、日本に紹介されてから長い歴史があって馴染みがあることと、中国医学が薬草を体系化している唯一の医学だからです。中国では、五〇〇〇年に及ぶ歴史のなかで、その独自の医学理論とともに、薬草の効能をあまたの臨床例に基づいて実証、整理し、体系化して、医学書などの形で残してきました。

いまでは、西洋医学と漢方などの伝統医学は対極にあるもののように見られ、相容れないと考えられる傾向もありますが、それはおかしなことです。すべての医学で、その基本となっているのは薬草であり、どんな薬草がどのような病気、症状に効能があると考えられてきたかについても、共通点は少なくありません。

多少、極端な見方をすれば、すべての医学のルーツは一つであり、そこから、各地の宗教、民族、風土などに合わせて、それぞれ個性を持ちながら、進歩、発展してきたと考えることもできるのです。

中国医学、漢方が優れている理由

私は治療法として、鍼灸と漢方、野草を取り入れていますが、西洋医学の医師でもあり、西洋医学そのものを完全否定しているわけではありません。西洋医学と中国医学には、それぞれ長所と短所があります。その両者のいいところを組み合わせた医療を行なえば、もっとも理想に近いものになると考えています。

西洋医学の優れている点は、すでに述べたように、救急医療と検査です。急な病気や事故に対する外科的な治療は、西洋医学にかなうものはありません。また、最新の科学技術を応用した病気の診断は、その正確さという点で、中国医学をはじめとする伝統医学にはないものです。

中国医学には欠点もあります。とくに、旧来の陰陽五行論を基本とした理論をそのまま人間の体に当てはめた病気の診断法は、現実の病態とのあいだに乖離がありすぎるために、その病気や症状に適した漢方薬の調合、処方ができないケースが多く、治療効果が上がらないのです。

日本で中国医学をもとに独自の改良が加えられたものは漢方医学と呼ばれます。漢方医学の診断法、治療法には、西洋医学の知識や技術が取り入れられていて、信用性も高く、ひじょうにレベルの高い医療が実現される可能性があります。全国で約五万人の医師が漢方薬を治療に取り入れているといわれています。しかし、現在の日本では、西洋医学の病院で漢方薬を処方できる制度ができているにもかかわらず、漢方薬、漢方医学の知識をきちんと修得した医師が少ないために、漢方医学の優れた特徴が十分に生かされているとはいえない面があります。

日本の西洋医学は世界的にも高いレベルにあります。その西洋医学を学んだ日本の医師たちが、漢方医学をしっかりと修得し、漢方薬や鍼灸、マッサージ、気功などの知識を身につければ、日本の漢方医学は本場中国よりもよりレベルが高く、信頼性のあるものとなるに違いありません。

中国医学の優れた点としてまずあげられるのは、予防の概念が基本的にあることです。中国医学では未病という言葉が使われますが、『黄帝内経』という約二〇〇〇年前に著された書物のなかにも登場し、司馬遷は『史記』のなかで、名医は病気が発症してからではなく、発症するまえに治すと記しています。

この予防という概念がなかった西洋医学は、対症療法として発達し、体を細部に分けて考え、病気を局所的に治療する方向に進んでいきました。ヨーロッパを中心に発達した科学の知識や技術が医学に導入、応用されていったことが、そうした傾向をさらに強めていったのです。

一方、予防、未病の概念が根底にあった中国医学は、体の全体を見て、局所的に病巣を治療するのではなく、病気の原因である体内の毒素を除去し、体質を改善して、体のバランスを整えることによって体の状態をよくして、病気を治すという理論で体系化され、発達してきました。中国医学では病気の治療は再発防止のための予防でもあり、健康の維持、増進法にもつながっています。

中国では太極拳や気功がいまも広く実践されています。早朝に広場などに集まって、太極拳を行なう人たちの姿をテレビなどで見たことのある人も多いでしょう。太極拳や気功は、体のバランスを整えて、免疫力、自然治癒力を高めることによって全身の状態をよくする健康法であるとともに、病気のあとのリハビリ法でもあります。

西洋医学の医師、研究者のなかには、中国医学には科学的な裏づけがないという人もいます。しかし、中国医学には五〇〇〇年の歴史のなかで、多くの病気を予防、治療してきたという実績、臨床経験があります。その膨大な臨床経験の積み重ねは、西洋医学の及ぶところではありません。

たしかに、中国医学の理論の中心となっている気、経絡、経脈、ツボといったものは、科学的に解明、実証されてはいません。しかし、科学的な裏づけがなくとも、中国医学が優れた医学であり、西洋医学にはない長所を持っていることは、五〇〇〇年の歴史と漢方薬、鍼灸、マッサージといった中国医学の治療法が日本をはじめとする多くの国に伝わり、いままた各国で注目、再認識されていることでわかるはずです。

鍼は最高の治療法

中国医学というとすぐに漢方薬がイメージされがちですが、中国医学はもっと幅広く、奥が深いものです。健康法、リハビリ法としての太極拳や気功があり、治療法としては鍼、灸、マッサージがあります。薬草や漢方薬も煎じたものがよく知られていますが、より使いやすくするために、丸薬、散薬、座薬、湿布薬、薫薬などが工夫され、愛用されてきました。

西洋医学の治療法のおもなもので、中国医学で行なわれてこなかったのは、注射と点滴ぐらいのものでしょう。手術は現在の中国医学では行なわれていませんが、過去においては研究、実践された記録が残されています。『三国志』で有名な曹操の考え方が人間の倫理に反しているからと、脳を手術によって取り換えようとしたと伝えられています。同じ三国時代には、華陀という医師が卵巣腫瘍の摘出などの手術を試みたという記述が文献に残っています。

外科的手法によって病巣を取ってしまおうという現在の西洋医学の外科手術に共通する発想は、中国医学にもあったのです。ところが、中国医学のなかで、手術が治療法の中心となることはなく、いつしか行なわれなくなりました。

中国医学で手術が発展しなかった理由の大きなものとして、鍼灸が発達したことがあげられます。中国医学の治療を臨床的に検証してみると、鍼灸、とくに鍼によって治療すると、外科手術が必要ないと考えられるケースが少なくありません。病巣を局所的に治療する対症療法ではなく、体のなかから全身の状態をよくして病気を治すという基本的な考え方があったことに加え、鍼灸が発達し、治療法として普及した中国医学では、手術が必要とされなかったのです。

鍼灸は中国医学のなかで最高の治療法で、約一〇〇〇年まえの宋の時代に体系化されました。その後、日本や台湾に伝わり、いまでは世界中でその理論を応用した鍼灸治療が実践されています。

鍼灸の基礎理論のなかで重要なのが経絡と経穴（ツボ）の考え方です。中国医学では人間の体のなかに、気と呼ばれるエネルギーが通る道があると考えています。その気の通る道を経絡と呼び、経絡上の重要な箇所が経穴です。

経絡と経穴の理論は、鍼灸よりも古く、いまから一五〇〇年まえに体系化されたものであるため、理論的に時代遅れの面があって、現代の病態と合わず、実用性に欠けるところがあることは否めません。

日本や中国の鍼灸学校では、経絡・経穴理論を中心に教育が行なわれており、そこで学んで鍼灸師になっても、肩こりや腰痛などの治療はまだしも、病気の臨床治療には対応できないケースが多いのです。日本で鍼灸師の国家試験に合格し、免許を取得している人は約二〇万人いるといわれますが、実際に鍼灸師として仕事をしている人はその四分の一にも満たない五万人以下といわれています。資格を持ちながら鍼灸を職業としていない人が多い理由の一つに、いまの病気に対応しきれない経絡、経穴の理論をベースにした教育があると考えられます。

こうした問題点があるとはいえ、鍼灸は基本的にはきわめて優れた治療法です。その特徴として、次のようなものがあげられます。

・即効性がある。施鍼するとすぐに効果が感じられる

・簡便性がある。診断がそのまま治療になり、診断のなかに治療が、治療のなかに診断がある。

・すべての病気に対応できる

・病気を根本的に治療できる

・設備が簡単で、どこでも施術できる

・不注意によるミスさえ防げば、副作用の心配がない

・予防、治療の両面で効果がひじょうに高。

このような特徴を持つ鍼灸は、世界中でこれまで行なわれてきたさまざまな治療法のなかでも、もっとも優れたものであり、だからこそ、世界中に広まり、評価されているのです。その鍼灸の特徴をさらに生かし、現代の病気、症状に対応できるものとするには、現代医学の長所を取り入れた「現代医学的鍼灸療法」を行なうことが必要です。

私が独自に鍼灸を研究し、実践している鍼灸治療は、経絡と経穴ではなく、現代医学の神経分布を基本に施術していく方法です。病気になると、患部の周辺などの神経に沿うように小石のような小さな異種たんぱくのかたまりができます。この異種たんぱくのできているところに鍼治療をしていくのです。

異種たんぱくのかたまりは、代謝されなかったたんぱく質、毒が固まってできたもので、さまざまな病気の炎症、痛み、こりなどの原因となっています。そのかたまりに鍼治療を施すと、かたまりが崩れてたんぱく質や毒は排泄されていき、病巣は縮小、消滅し、炎症や痛みなどの症状も治まっていきます。

私のクリニックでは、診察、治療に訪れる多くの患者さんに、この鍼灸療法を行なってきましたが、その臨床経験から、この鍼灸療法によって、九〇パーセントの病気の改善に役立つとの結果がでています。また、私のクリニックでこの鍼灸療法を修得し、独立開業している人もいて、やはり高い治療効果を上げています。鍼灸は長い歴史のなかで、多くの病気、症状に効果があることが実証されてきた治療法です。それを現代人が悩む病気、症状に対応できるように工夫、改良することで、鍼灸の可能性はさらに広がり、病気に悩む多くの人々を副作用の心配なしに治療し、救うことができるのです。

すべての病気はカッピングで治る

これまで説明したように、すべての病気は体のなかに毒素がたまることが原因となって引き起こされます。病気を予防するためには、毒がたまらないように、体内にはいってくる毒を減らし、はいった毒は速やかに排泄することがたいせつです。

体のなかに毒を入れないためのもっとも重要なポイントが食事です。穀類や野菜を中心とした規則正しい食生活を送り、加工食品、添加物の摂取を避け、動物性たんぱく質や脂肪のとり過ぎに注意をすることで、体にはいる毒を減らすことができます。体内にはいった毒をためずに、排泄するには、排便、排尿をよくし、運動や入浴で汗をかくことで、便や尿、汗とともに毒の排泄が促されます。

もし、体内に毒がたまって、病気になってしまった場合には、病気の原因である毒を体外に出すことがもっとも有効かつ根本的な治療法です。

私が毒を出す方法として、独自に研究し、クリニックで実践しているのがカッピング、吸毒・換血療法です。中国医学、鍼灸でも、一部で吸引療法は行なわれていますが、それをベースに私が独自に研究を行ない、考案したのが、現在、クリニックで実践しているカッピング療法です。

カッピングは、病気の患部やその周辺にたまっている毒素や毒素によって汚れた血を吸い出す治療法で、鍼と併用することによって高い効果が得られます。まず患部に鍼を施術し、それからカッピングを行ないます。カッピングによって吸い出される血液は汚れて、濁っています。ニキビが潰れたときに、脂肪と膿が混じり、濁った血が出てきますが、それよりももっと汚れた血で、病気や症状が深刻なほど、吸い出される血も汚れ、悪臭を放つようになります。

私のクリニックでは五年ほどまえからカッピングを多くの病気の治療や予防に用いていますが、その治療効果はひじょうに高いものがあります。とくに、皮膚病では抜群の効果が上がっていて、アトピー性皮膚炎や尋常性乾癬をはじめとする治療が難しいとされる皮膚病でも、ひじょうに高い確率で完治するという結果を残しています。

皮膚病の治療で、カッピングの威力が顕著にあらわれるのが、ステロイド剤などの使用を中止したときに起こるリバウンドの症状の解消です。長いあいだ使用していたステロイド剤や免疫抑制剤などをやめると、それまで抑えられていた症状が吹き出るようにして、症状がひどくなります。これがリバウンドで、このリバウンド症状に耐えかねて、またステロイド剤などを使用しはじめてしまい、いつまでも化学薬品を使い続けてしまうというケースはよく見られます。

私のクリニックでは、治療にあたってすべての化学薬品の使用をやめてもらうのが原則ですから、リバウンドはかならずといっていいほどあらわれます。しかし、カッピングによってリバウンド症状が軽減され、さらには解消していきます。

皮膚病の症状は体のなかにたまった毒がでようとするために起こります。リバウンドの場合は、それまで化学薬品によって体内で抑えられていた毒素が一気に外にでようとするために、激しいかゆみなどが起こるのです。カッピングは汚れた血液や滲みだしているリンパ液などと一緒に毒素を吸いだしてしまうため、カッピングを行なうとすぐにかゆみも軽減されます。

皮膚病の場合、カッピングは最初、週に一回のペースで行ない、リバウンドの症状が治まり、症状が改善しはじめてからは、徐々に回数を減らしていき、月に一度の割合で治療を行なっていきます。

皮膚病以外の病気でも、カッピングは高い治療効果を上げています。関節炎、糖尿病や高脂血症などの生活習慣病、気管支喘息、花粉症、慢性的な頭痛などの患者さんにもカッピングによる治療を行ない、その症状の改善が見られました。

関節炎の治療では、炎症や痛みのある部分にハリを打ったあとにカッピングをするという治療を三～五日続けることで、痛みや炎症の原因となっていた毒素が吸い出され、症状が改善します。

糖尿病や高脂血症、痛風などの生活習慣病の場合、腰から尻にかけた部分へのカッピングを週一回、一カ月間続けると、血液検査での数値が改善されます。また、同様の治療を一カ月に一度行なえば、生活習慣病の予防になります。

気管支喘息は鍼とカッピングを二週間に一度、三カ月続けることで、花粉症は両頬へのカッピングを週一度、三カ月続ければ、一〇〇パーセントに近い確率で完治するという結果が出ています。ひどい慢性頭痛の人も、頭部を三日～一週間カッピングし続けると、痛みが消滅します。

また、カッピングは風邪やインフルエンザの症状の改善や蓄膿症、膠原病などの治療、脳梗塞などの脳血管疾患、心筋梗塞、狭心症といった心臓疾患の予防にも効果があることがわかっています。

ハーブ、鍼、カッピングは最強の組み合わせ

私のクリニックでは、化学薬品はいっさい処方していません。内科の患者さんも、皮膚病の患者さんも、治療はハーブ（野草）療法、鍼灸療法、カッピング療法の組み合わせによって行ないます。

漢方の研究のなかで、私は世界各地のさまざまなハーブを研究し、体内毒素の排泄作用、体の抵抗力、自然治癒力を高め、病気の治療にもっとも効果のある組み合わせを試しました。その結果、三五種類のハーブによる組み合わせが最適であるとの結論に達しました。

これらのハーブには、それぞれ血管拡張作用、細胞安定作用、利尿作用、消炎・抗炎作用があり、その成分が相乗効果を発揮することにより、毒素が排泄され、抵抗力や自然治癒力が高まって、病気が治るのです。

この三五種類のハーブを焙煎、野草の汁への漬け込み、精製といった工程で栄養補助食品としたものを製薬会社との共同で開発し、治療に用いていますが、健康維持、病気予防のために日常的に服用している人もたくさんいます。

ハーブ栄養補助食品には、体を内側から健康にする作用があります。そのために、風邪、胃腸の不調、生活習慣病、ガン、関節炎、皮膚病など、多くの病気の治療、改善に効果があり、健康を維持、増進し、病気の予防にもなるのです。

さらに、ハーブ栄養補助食品に加えて、鍼灸治療、カッピングを組み合わせることで、三つの治療法が互いに作用することにより、その効果はいっそう高まり、ほとんどすべてといっていいほど、たくさんの病気を改善することができます。

鍼灸は、まえに説明したように、ひじょうに優れた治療法で、患部にできた異種たんぱくを消滅させ、体内毒素の排泄を促進させ、症状を軽減していきます。それに加えて、鍼灸の作用として見逃せないのが、ストレスの解消に大きな効果があることです。

日本には「病は気から」という言葉もありますが、ストレスはいろいろな病気の原因になることがわかっており、体内毒素をためやすくします。病気の治療においても、ストレスによる免疫力の低下は治療効果を下げてしまいます。

背中に鍼灸を施術し、ストレスによって収縮していた血管を拡張させ、血液の循環をよくすると、自律神経の副交感神経の働きが活発になり、交感神経の働きが抑えられ、アドレナリンなどのホルモンの分泌が抑制されます。それによって、脳ではα波が出るように

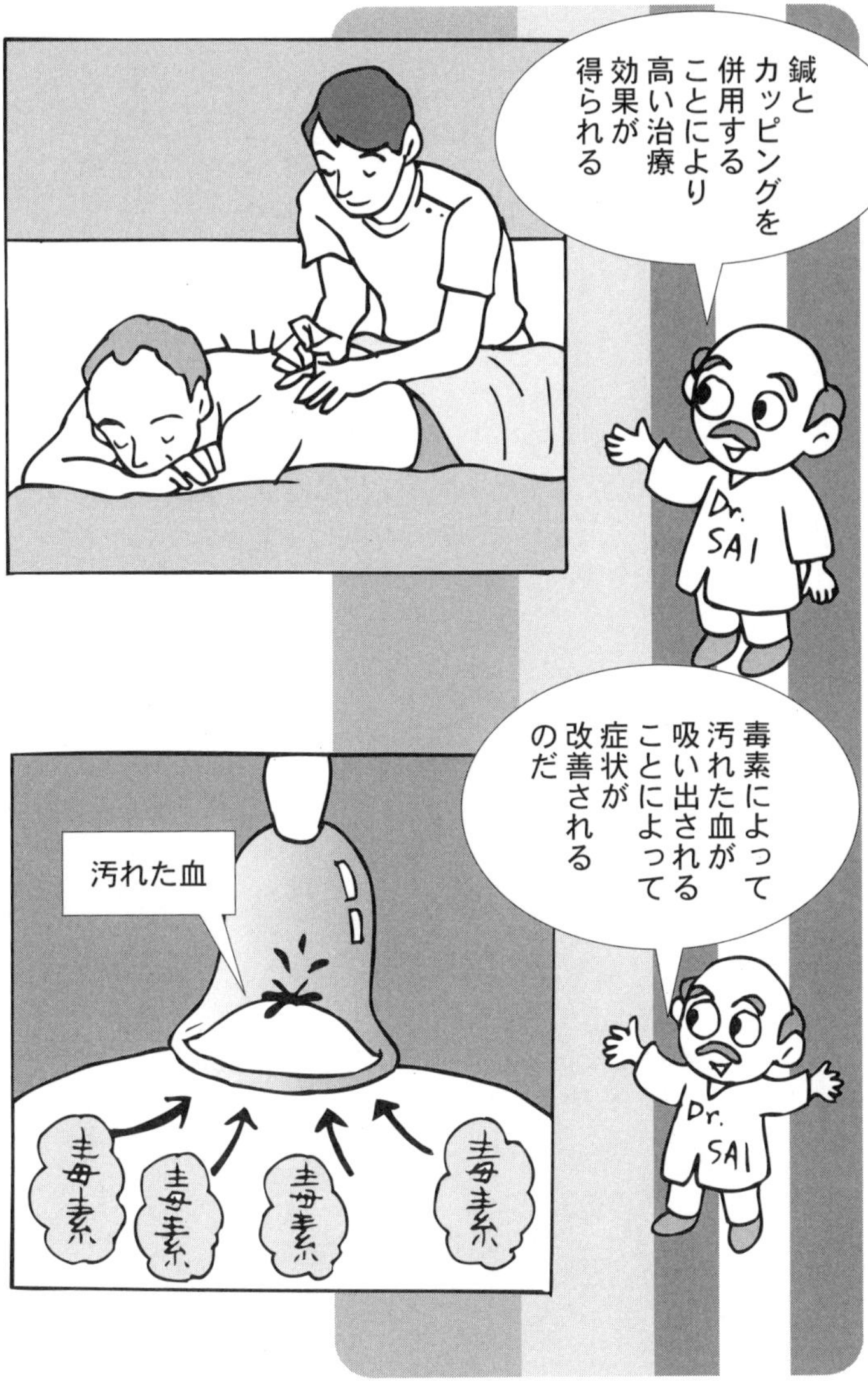
鍼とカッピングを併用することにより高い治療効果が得られる
毒素によって汚れた血が吸い出されることによって症状が改善されるのだ
汚れた血
毒素
毒素
毒素
毒素
Dr. SAI
Dr. SAI

なり、ストレスが軽減、解消していきます。

鍼灸によって、神経の緊張がほぐれ、ストレスが解消することで、体内のホルモン分泌は正常になり、免疫力も向上します。それがハーブ栄養補助食品の作用を助け、治療の効果を上げることにもつながるのです。

カッピングはステロイド剤などの使用をやめたときのリバウンド症状を軽減することはさきほど触れましたが、ハーブ栄養補助食品や鍼灸には体の代謝作用を活性化させる働きが強くあるために、リバウンド症状が通常よりもより激しく起こることがあります。

しかし、カッピングを併用することによって、リバウンド症状は軽減され、ハーブ栄養補助食品と鍼灸によって活発になった代謝で排泄が促進された毒素を、効果的に吸い出すことができます。

カッピングを治療に取り入れる以前から、ハーブ療法と鍼灸療法による治療を行ない、高い効果を上げていましたが、カッピングが加わることによって、治療効果はさらに高まり、治療期間が短縮しました。とくに、皮膚病ではリバウンド症状の軽減により、患者さんの負担が小さくなっています。相乗作用により、このように多くの病気で、ひじょうに高い治療実績を示すハーブ、鍼灸、カッピングの組み合わせは、最高の治療法なのです。

第4章

体に“毒”をためない生活術

平均寿命ではなく、健康寿命を延ばす

戦後、日本人の平均寿命は延び続け、現在では、女性は八五歳を超えて世界一、男性は七八歳を超えて世界二位となっていて、日本は世界有数の長寿国です。平均寿命が発表されると、新聞やテレビのニュースでも大きく扱われ、注目を集めます。

たしかに、日本人は昔に比べれば長生きになりました。かつては七〇歳を過ぎれば長生きといわれ、七〇代半ばで亡くなれば大往生といわれましたが、いまでは、七〇歳前後はまだまだ若いといわれます。

平均寿命が大きく延びたのは、衛生環境の整備と医療の進歩によるものです。伝染病が克服され、かつては手の施しようがなかった事故や急病でも、命を救うことができるようになり、乳幼児や若年層の死亡率が大幅に下がったことが、平均寿命の延びに多大な貢献をしています。また、戦後の日本が戦争や国際紛争に巻き込まれることがなく、若い世代が戦場で命を落とすことがなかったことも関係しているでしょう。

平均寿命が延びることは喜ばしいことではありますが、手放しで喜ぶわけにはいきませ

ん。一番たいせつなのは、いくつまで元気でいられるかということです。この元気で生活できる年齢のことを健康寿命といいます。たとえ一〇〇歳まで生きたとしても、七〇歳を過ぎて病気になり、七五歳から寝たきりになって二五年を過ごしたとしたら、その人の健康寿命は七五歳、あるいは七〇歳ということになります。

日本では平均寿命が延びるとともに、近年は少子化が急激に進んでいて、社会の高齢化が問題となっています。一〇年後、二〇年後には四人に一人、さらには三人に一人が六五歳以上の高齢者となるといわれます。

高齢化社会となっても、健康寿命が延びれば、問題はそう深刻ではないでしょう。社会保険や年金などの解決しなければならない問題はあるとしても、高齢者が元気であれば、解決策は見つかるはずです。

高齢化社会を迎えつつあるいま、深刻な問題として浮上してきたのが、寝たきりや痴呆の老人が急増していることです。平均寿命が延びて、長生きする人が増えても、それが寝たきりや痴呆を増やすだけだとしたら、寿命が延びることの意味は半減してしまうのではないでしょうか。

それは社会だけではなく、個人にとっても同様で、たとえ九〇歳、一〇〇歳まで生きられたとしても、寝たきりや痴呆になって、二〇年、三〇年を過ごすのだとしたら、本人にとって、また周囲の人たちにとって、幸せなことなのかどうかは疑問です。

現実に、高齢者の痴呆や寝たきりは、深刻な社会問題となりつつあります。寝たきりになり、介護なしには日常生活が送れなくなること、痴呆で徘徊を繰り返すことは、本人にとっても不幸なことですが、介護をする家族や周囲の人たちにとっても負担はあまりに大きく、不幸をもたらしかねません。すでに、寝たきりや痴呆の高齢者の介護に悩み、疲れた家族が追い詰められ、高齢者を虐待、ときには死に追いやってしまう事件が起こっています。

このような高齢者にとっても、周囲の人にとっても不幸な事態を起こさないためには、健康寿命を延ばすことが重要になります。厚生労働省も増え続ける医療費負担対策の観点から、健康寿命の延長を目標として掲げています。

健康寿命を延ばすには病気にならないことが何よりもたいせつです。そして、病気にならないためには、体のなかに毒をためない生活を心がけなければなりません。その基本は、

・規則正しく質素な食生活をする
・化学薬品を使わない

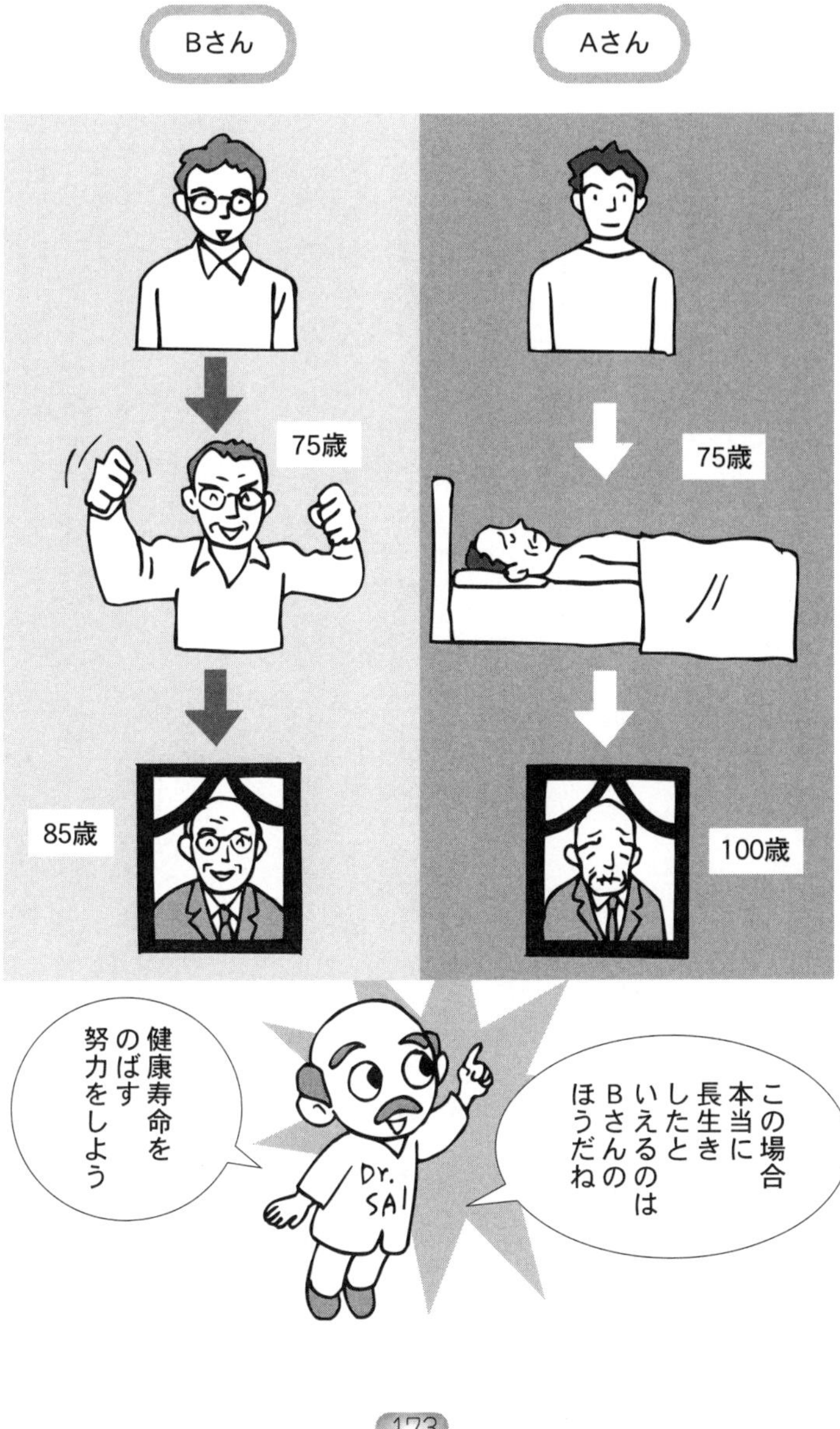
Bさん
Aさん
75歳
85歳
75歳
100歳
この場合本当に長生きしたといえるのはBさんのほうだね
健康寿命をのばす努力をしよう
DR. SAI

・十分に休息を取る
・適度に体を動かす
・ストレスをためないために、くよくよせずいつも朗らかでいる
・普段から健康に関心を持つ

病気を予防し、体の毒をためないということを考えると、中国医学を無視することはできません。ガンなどの手術が必要な病気の場合、若い人であれば手術によって病巣を取り除いてしまうことで完治の可能性が高くても、高齢者では体力的に手術は負担が大きすぎて、病巣は取れても、体力が衰えて、術後の回復が思わしくなくて、そのまま寝たきりになってしまうというケースもあります。

高齢者にとっては、全身の状態をよくして病気を治し、あるいは病巣を温存しながら、健康を取り戻そうとする中国医学こそが最適です。

また、若いうちから化学薬品の使用をできるかぎり避け、食生活に気をつけて体に毒をためず、体を内側から健康にして、病気を予防するという中国医学の基本に従った生活を送っていれば、歳をとったときに病気になり、寝たきりや痴呆になる可能性を低くすることができるはずです。

やりすぎがすべての病気を悪くする

「過ぎたるは及ばざるが如し」という言葉がありますが、健康を維持し、病気を予防するということからいえば、なにごとにおいても、「過ぎる」ことはすべての元凶といえるほどよくないことです。

いま問題になっている病気も、生活習慣病をはじめ、そのほとんどが「過ぎる」ことが原因となり、症状を悪化させています。たとえば、予備軍も含めると七〇〇万人も患者がいるといわれる糖尿病は、「食べ過ぎ」による「太りすぎ」が血糖値を上げ、病気を引き起こします。肝炎の一つであるアルコール性肝障害は、その名のとおり、「飲み過ぎ」が肝臓に負担をかけて、機能の低下を招き、肝細胞の繊維化、肝硬変へと進行していきます。皮膚病の場合も、アトピー性皮膚炎に代表されるように、ステロイド剤などの化学薬品に「頼り過ぎる」ことが副作用を起こし、症状を悪くします。

私たちの体は、健康を守り、病気にならないようにする抵抗力、病気やケガをしてしまったら、それを治して健康を取り戻そうとする自然治癒力を備えています。体内にはいってきた有害菌などを攻撃し、撃退する免疫機能も、抵抗力、自然治癒力の一つです。

医療制度が整い、ケガや病気のときにはすぐに治療を受けられる環境のなかで暮らしている私たち現代人は、自然治癒力のたいせつさを忘れがちですが、人間だけでなく、すべての動物にとって自然治癒力は本来、自分の命を守るためにきわめて重要なものです。ケガをしたとき、病気になったとき、生き延びることができるか、命を落とすかは、自然治癒力が強いか弱いかにかかっているからです。

「過ぎる」ことは、体力を消耗させ、精神を疲弊させて、抵抗力や自然治癒力を衰えさせてしまいます。働き過ぎ、遊び過ぎ、食べ過ぎ、栄養のとり過ぎ、飲み過ぎ、疲労のたまり過ぎ、ストレスのたまり過ぎ、セックスのしすぎなど、昔もいまも、病気の原因になるといわれるものばかりです。

昔に比べ、いまは社会の仕組みは複雑になり、生活のスピードは格段に速くなりました。このことが日々の生活のなかで、いろいろな面において「過ぎる」ことにつながり、抵抗力や自然治癒力を低下させています。

忙し過ぎるために働き過ぎ、それによって疲れやストレスがたまり過ぎていて、その解消のために食べ過ぎ、飲み過ぎる、そんな生活を送っている人も少なくないはずです。これでは、自ら病気を呼び込み、悪化させているようなものです。

忙しいことが価値のあることのように考えられ、働き過ぎ、過労は現代人の勲章のように思われている状況に警鐘を鳴らしたのがSARSかもしれません。SARSは現代人の抵抗力、自然治癒力を試しました。健康的な生活を送っていて、抵抗力や自然治癒力が高い人は、SARSに感染しても、比較的軽い症状ですみました。SARSによって命を落としたのは、体力が衰えていた高齢者や、働き過ぎ、遊び過ぎなどによって、抵抗力、自然治癒力が落ちていた人たちです。

なにごとにおいても、ほどほどが一番なのです。仕事も遊びもほどほどにして、疲れがたまってきたら、適度に休みをとって、食事も遊びもほどほどにする、そんな生活を送っていれば、体も心も蝕まれることはないはずです。ほどほどを忘れて、過ぎてしまったとき、体や心に病気は忍び込んできます。

はげも乾癬も食生活が招いたもの

中国では「医食同源」といわれ、食べものが病気を予防し、治すと考えられ、食事は中国医学、漢方医学の基本となっています。また、冒頭に紹介した「病は口からはいる」という言葉もあり、病気の原因を作っているのも食べものだと考えられてきました。

現在では、西洋医学でも食生活は健康を守り、病気を予防するために重要な要素であると考えられるようになっています。実際、糖尿病、高脂血症、高血圧、動脈硬化、痛風、尿路結石といった生活習慣病は、食生活が原因となっていることが明らかにされているばかりでなく、虚血性心疾患、脳血管疾患、アレルギー疾患などにも食生活が大きくかかわっていると考えられています。

私はこれらの病気はもちろん、皮膚病やガンなども含めて、すべての病気は食生活の乱れが原因になると考えます。日本で糖尿病などの生活習慣病やガン、虚血性心疾患、アレルギー性皮膚炎などの皮膚病が増えてきたのは昭和四〇年代からで、それは日本人の食生活が欧米化しはじめた時期でもあるのです。

若い世代を中心に進んできた食生活の欧米化は、まえにも説明したように、高脂肪、高たんぱく、高カロリーになりやすい傾向があります。高脂肪、高カロリーは肥満につながり、糖尿病や高脂血症、動脈硬化といった生活習慣病や虚血性心疾患などの原因になることがわかっています。

かつて、日本人はたんぱく質の摂取量が不足していると指摘され、肉や卵など、当時は高級品であった動物性たんぱく質を多く含む食品を多くとるように指導されました。当時の日本人のたんぱく源は、魚や大豆製品でした。戦中、戦後のたいへんな時代に、結核が流行し、命を落とす人が多かったのも、良質のたんぱく質の摂取量が足りなかったことが原因とされています。

それが、日本が高度経済成長によって豊かになり、肉や卵が手軽に食卓に載せられるようになると、食生活の欧米化もあって、日本人の動物性たんぱく質の摂取量は急増し、いまでは摂取過剰が心配されるほどの状況になったのです。

たんぱく質は人間が生体を維持していくために、食事から摂取しなければならない必須栄養素で、不足すると体の成長を阻害、筋肉、内臓の機能低下を招きます。一方、たんぱく質をとりすぎると、アレルギー体質になりやすいことがわかっています。アトピー性皮膚炎や花粉症などのアレルギー性疾患が昭和四〇年代以降に成長期を過ごした世代により多く見られる傾向があるのも、食べ盛りの時期に食生活の欧米化が進み、たんぱく質摂取過剰になっているからと考えられます。

また、たんぱく質の摂取過剰は、消化、吸収されなかったたんぱく質が腸内細菌の悪玉菌のエサとなり、悪玉菌を増殖させ、腸内環境を悪化させるという弊害もあります。悪玉菌が増殖すれば、腸内では腐敗が進み、便通も悪くなり、悪玉菌が排出する毒素が腸から吸収され、大腸ガンや腎臓障害、皮膚病などを引き起こします。

食事の中心が穀類、野菜、魚から肉になったことは、脂肪分の摂取過剰にもつながっています。肉には魚よりも脂肪分が多く含まれているうえに、調理の際に油を多く使う傾向があります。

たんぱく質と脂肪分の摂取過剰は、アレルギー体質、肥満を招き、多くの病気を引き起こしやすい体を作ってしまいます。私は以前、多発性関節炎に悩んでいましたし、頭ははげていますが、これも乱れた食生活によって、自ら招いたものと思っています。

台湾にいた頃の私は、医学の勉強はまだしていませんでしたし、健康にも気を使っていませんでした。食事は脂っこい肉料理が中心で、体に毒をためて、病気を引き起こす危険の高い牛肉や羊肉、野生動物の肉などを喜んで食べていました。多発性関節炎もはげも、こうした食生活によって、なるべくしてなったのです。多発性関節炎は自分で調合した野草を服用することで治すことができました。しかし、ハゲのほうはいまになって食生活のたいせつさに気づいても手遅れです。

はげるのは遺伝的要因が大きいとされますが、食生活も大きく関係していると私は考えています。また、はげと乾癬は関係が深いとも考えます。フケが出る人ははげやすいといわれていますが、フケは乾癬の前段症状としてあらわれる場合もあります。体にたまった毒によって皮膚に異常が起きて、フケが出るようになったら、乾癬になるかはげるかどちらかの危険サインです。

乱れた食生活を続けていたら、体には毒がたまり続け、いつか病気を引き起こします。もし、内臓などの病気にならずにすむとしても、皮膚に異常があらわれ、乾癬かハゲになる可能性がひじょうに高いといえます。

肉骨粉を食べている牛と同じ運命に

BSE、いわゆる狂牛病が日本国内で発生したときには、大きな騒ぎとなりました。イギリスをはじめ、ヨーロッパでは以前から狂牛病は深刻な問題となっていましたが、日本では国内で感染した牛が発見されていなかったこともあり、あまり注目は集めていませんでした。日本で消費されている牛肉は、国内産か狂牛病の感染例のなかったアメリカ、オーストラリア、ニュージーランドからの輸入肉がほとんどで、一般消費者にとって、対岸の火事のように思えたのかもしれません。

ところが、北海道で最初の感染例が報告されたのをきっかけに、相次いで狂牛病の感染が判明すると、消費者の牛肉離れが起こり、ブームとなっていた焼き肉店も大打撃を受けるなど、一種の社会問題とまでなりました。政府も感染ルートの特定、感染拡大の防止など、対策に追われました。

さらに、狂牛病感染の恐れのあった国産牛肉の処理では政府の買い入れを巡って、大手の食肉メーカーが輸入牛を国産牛と偽装したことが判明し、その会社が解散に追い込まれています。また、その後も肉類の産地偽装が相次いで発覚するなどして、多くの問題、課題が提起されました。

狂牛病の感染ルートの疑いがもたれ、話題になったのが肉骨粉です。家畜は病気を防ぎ、成長を早めるために、抗生物質やホルモン剤をエサに混ぜて飼育されるのが一般的ですが、肉骨粉も家畜の成長を早くするエサとして、牛や豚、鶏にも与えられてきました。

肉骨粉が感染源として考えられたのは、肉骨粉はいろいろな動物が原料となりますが、そのなかには、死んだり、商品として出荷できない牛も含まれます。その原料に狂牛病に感染した牛が含まれていた可能性が高いことがわかったためです。

肉骨粉の原料として、狂牛病など感染症によって死んだ動物が使われていたのは、もちろん大きな問題ですが、そもそも成長を早めるために草食動物である牛に動物性のエサを与えてきたことがおかしいのです。しかも、その原料に牛が使われていたのでは、共食いをさせているようなものです。

狂牛病問題は、多くの人に食の安全性への意識を高めさせ、生鮮食品の産地表示の厳格化などにつながりました。しかし、本当に考えなければいけないのは、食生活そのものの見直しです。

さきほども触れたように、日本人の食生活は戦後、大きく変化しました。食事は欧米化し、肉類を多く食べるようになり、たんぱく質や脂肪の摂取過剰が心配されるようになっています。

人間はもともと雑食性ですが、食事の中心は穀類や豆類、野菜であり、肉、魚などの比重はそう高くはありません。とくに、日本人は農耕民族ですから、肉を大量に食べるようには、体が作られていません。

最近、日本人が欧米人に比べて肥満になると、脂肪がとれづらいのは、遺伝子に原因があると発表され、話題になりました。人間には飢餓に備えてエネルギー源として体に脂肪をためる働きをする遺伝子があり、日本人はとくにその遺伝子の働きが強く、遺伝子は何千年、何万年のあいだ受け継がれてきたもので、短期間のうちに変化するものではないというものです。

戦後、日本人の食生活は豊かになり、飢餓の心配はなくなりました。しかし、そんなわずかのあいだに遺伝子までが変わることはありません。そのために、カロリーの摂取過剰によってついた脂肪は、なかなかとれないのです。

食事の内容についても同じことがいえます。日本人は長いあいだ、米や麦などの穀類や大豆などの豆類、それに野菜が中心の食生活を送り、たんぱく質は植物性たんぱくが中心でした。脂肪や動物性たんぱくの摂取量は少なく、動物性たんぱくも魚が主という食生活をずっと続けてきました。日本人の体は、そうした食生活によって健康が守られるように作られています。

昭和四〇年代以降、食生活の欧米化が進み、肉類の摂取量が急激に増えました。日常的に肉が食べられるようになったことは、日本が豊かになったことの象徴のようにいわれることもありますが、日本人が持つ遺伝子、日本人の体のことを考えれば、かならず無理が生じてきます。

最近のファーストフード、コンビニ食、ジャンクフードなどに共通するのは、肉と脂肪が多く、野菜が少ないことです。また、スナック菓子や加工食品には、肉がはいっていないものでも、牛肉エキスなどの動物性のものが使われているものがほとんどです。

いまの若い人や子供たちは、小さな頃からファーストフードやスナック菓子、加工食品を日常的に食べ、食事もハンバーグが大好物といったように、肉類中心の食生活を送っています。しかし、彼らが持つ遺伝子も彼らの体も、肉をたくさん食べる生活に適応するものではありません。

とり過ぎた肉のたんぱく質は代謝しきれずに体のなかに毒素としてたまり、異種たんぱくができる原因となって、さまざまな病気を引き起こすことになります。小さな子供にアトピー性皮膚炎や食物アレルギーが増え、生活習慣病の若年化が進んでいるのは、体に合わない食生活が大きな原因です。

しかも、いま小さな子供の親となっている世代も、子供の頃から欧米化した食生活を送り、ファーストフードやスナック菓子、加工食品を成長期に毎日のように口にして、アレルギーや皮膚病、生活習慣病などになりやすい体質を持っています。その体質が引き継がれた子供たちは、いっそう病気の危険が大きいのです。

いまの日本人の食生活は、食べ過ぎてはいけないものが食事の中心になっているのですから、ある意味で、肉骨粉を与えられている牛と似ています。この間違った食生活を続けていたら、牛に狂牛病が発生したように、新たな病気が起こり、蔓延する恐れもあるかもしれません。

摂取と排泄のバランスがたいせつ

人間の体は、生体の維持に必要な酸素や栄養素を外部から摂取、吸収し、体のなかでエネルギーに換えて、代謝によって生まれた廃棄物は排泄しています。この摂取と排泄のバランスがとれているのが、体にとってはもっとも無理のない状態です。

酸素は呼吸によって鼻や口から取り入れています。運動などによって、体内で大量の酸素が消費されると、呼吸は激しくなって大量の酸素を取り入れようとします。逆に、安静にしているときや睡眠時など、酸素の消費量が少ないときには、呼吸はゆっくりとなって、取り入れる酸素の量は少なくなります。そして、代謝によって生まれた二酸化炭素の排泄量は、取り入れた酸素の量と比例しています。

これを出納帳にたとえると、入金されたお金はすべて必要な目的のために使われて、いつも残金はゼロの状態で、またお金が必要になると、必要な額だけ入金されるようにしているということになります。

食べものの場合も、摂取量と消費量、排泄量のバランスが取れている状態がもっとも理想的です。摂取した量に比べて消費量が多い状態が続けば、飢餓になり、体を維持していくことができなくなります。逆に、摂取量よりも消費、排泄が少なければカロリーオーバーとなって、それが続くと肥満につながります。

栄養の場合は、まえにも触れた遺伝子の働きによって、飢餓に備えてエネルギー源を貯蔵しておくように体は作られていますから、出納帳は入金と出費のバランスが取れていて、いざというときの出費に備えて、いつも一定の金額が残っているという状態が理想的といえます。

いま日本人の食生活は、たんぱく質、脂質、エネルギー量の摂取が過剰になる傾向が出ています。たんぱく質の入金額が多すぎて、出費が追いつかないためにすこしずつたんぱく質の貯蓄が増えていき、アレルギー体質などの原因になっているのです。脂質やエネルギー量もやはり入金が多すぎて、出費が少ないために貯蓄が多くなり、それが肥満となって、生活習慣病などにつながっています。

私たちの銀行預金通帳ならば、入金がいつもたくさんあって、いくらお金を使っても、つねに残金が増え続けているという状態になったら、こんなにうれしいことはありません。しかし、体の場合は、入金と出費はイコールで、貯蓄額はいつもいざというときのための金額だけが保たれているのが望ましいのです。

これは栄養素だけのことではありません。有害物質や疲労、ストレスなども一緒です。疲労やストレスがたまったら、それはたまった分だけ解消してやることが、肉体的にも精神的にも健康を守る秘訣です。現代人は働き過ぎなどによって、疲労やストレスはいつも大量にはいってくるのに、なかなか解消されないために、残金が増え続けていって、体や心のバランスが崩れて、異常が起こってしまうのです。

食品添加物や環境汚染物質などの有害物質も、体のなかにはいってくる量をゼロにすることは現代社会のなかでは不可能です。そのため、はいってくる有害物質を食生活の改善などによって、できるだけ少なくする一方で、排泄される量を多くして、バランスをとる必要があります。

有害物質は体内で消費されないために、すべてを排泄に頼らなければならず、たまりがちです。そこで、水分を十分にとって尿の量を増やす、食物繊維などの便通をよくする食品をとる、運動や入浴で汗をかくといった工夫によって、たまった有害物質、毒素を排泄してやらなければなりません。

もし、栄養素や有害物質などの出納バランスが崩れて、残額が大きくなりすぎると、体のなかに毒素が大量にたまった状態になって、その毒素によって、さまざまな病気が引き起こされることになります。

薬を飲むまえによく休め

私たち現代人は、科学技術の発達による文明社会の恩恵をいろいろと受けています。生活が便利になったのはもちろん、衛生環境は整備され、医療は進歩して、多くの病気が克服されたことも、科学文明の恩恵です。

しかし、文明社会は私たちの健康に新しい害も与えています。社会が複雑化し、スピード化していることで、ストレスや疲労が蓄積されていることもその一つです。いまは大人から子供まで、みんなが何かに追われるように忙しく毎日を送り、肉体的にも精神的にも疲れ、いろいろな問題を抱えるようになっています。少年犯罪が増加し、ちょっとしたことでキレて、暴力事件を起こす二〇代、五〇代が増えているといわれるのも、社会の変化に体と心がついていけず、疲れがたまって、本人が気づかないところで異常が起こっていて、何かきっかけがあるとそれが暴発しているからでしょう。

もう一つ、現代人の健康を脅かしているのが、薬への頼りすぎだと私は考えています。これまで何度もいってきたように、化学薬品を使うと、体のなかに毒素としてたまっていき、病気になります。それに加えて問題なのは、疲れがたまったとき、病気になったときに、薬に頼ってしまうために、自分の体が持っている力で体調、健康を取り戻す回復力、自然治癒力が弱まっていることです。

一時期、スタミナドリンク、栄養ドリンクがブームになり、それらを飲ませるドリンクバーが登場して話題になったことがあります。最近は、そうしたブームこそおさまりましたが、いまも栄養剤や健康食品の人気は高く、疲れたら栄養剤を飲む、体調が悪くなったら健康食品に頼るという人はたくさんいます。中高年だけでなく、疲れたときには栄養ドリンクという若い女性や、勉強がたいへんなときにはスタミナドリンクを飲むという子供も少なくありません。

しかし、疲れたときには、体調を崩したときには、十分に休養をとって、体の持つ回復力、自然治癒力で疲れをとり、健康を取り戻すのが本来の姿です。栄養剤や薬では、完全に疲れをとり、体調を回復させることはできません。残った疲れや体の異常は、しだいに積み重なっていって、病気の引き金を引くことになります。

化学薬品やよくわからない成分が含まれている栄養剤などを飲み続けていれば、体内に毒素をためることになって、疲労や体調を回復するどころか、かえって健康を損ない、病気の原因を作っているようなものです。

疲れたとき、病気になったときに、もっとも効果的なのは、ゆっくりと休むことなのです。過労で倒れると、医師は入院させて安静にし、点滴を行ないます。入院によって疲れがとれて、体調が回復するのは、栄養剤の点滴によるものではありません。ベッドに横になってゆっくり眠って休み、規則正しい生活をすることで、体から疲れがすこしずつとれていって、体の調子もよくなっていくのです。点滴は過労による食欲不振による栄養の不足とバランスの乱れを整えて、体調回復の助けをしているに過ぎません。

風邪をひいたらゆっくりと寝ているのが一番だといわれるのも同じです。暖かくして寝ていれば、汗をたっぷりとかいて、風邪を引き起こした体のなかの毒素が排泄されていきます。さらに、たっぷりと眠ることで体は休まり、自然治癒力、免疫力が高まって、風邪のウイルスは撃退され、風邪は治り、体調は回復します。

現代人は薬が簡単に手に入り、飲むことができるようになったことに加え、忙しいことは有能であることの証明のように考え、休養することのたいせつさを忘れてしまっています。その結果、ストレスと疲労、毒素はたまる一方になって、病気になります。そして、病気になったときには、自然治癒力が弱くなっているために、また薬に頼り、毒をさらにためることになって、いつまでも病気が治らないという悪循環に陥るのです。

適度な運動が体の毒を排出する

私たちは生活が便利になったあまり、体を動かすことが少なくなっています。近所に買物に行くのもクルマを使い、洗濯も掃除も機械まかせ、仕事はデスクに向かって座ったままで、毎日の楽しみはビールやお茶を飲みながらテレビを観ることという人も少なくないでしょう。

運動不足は健康の大敵といろいろなところで以前からいわれています。体を動かすことでエネルギーが消費され、肥満の予防や解消になり、生活習慣病などを防ぐことができるというメリットもありますが、まえにもいったように、運動によって汗をかくことで、体のなかにたまった毒素を排泄することができるのです。

体のなかには、毎日すこしずつ毒素がたまっています。意識的にその毒素を排泄しなければ、毒素はどんどんたまっていき、いつかは一定量を超えてしまい、病気になってしまいます。病気にならないためには、定期的に疲れをためない範囲の運動をして、汗をかくことが欠かせないのです。体を動かして、気持ちのいい汗をかくことは、疲労やストレスの解消にもなります。

そもそも人間は体を動かすようになっているのです。生まれるまえの母親の子宮にいるときから動いています。肺と心臓が動きはじめると、一日一回、子宮のなかで回転するようになります。さらに成長して、体の骨格ができてくると、手足を動かして、母親のお腹をつつきます。

生まれてからも、起きているときには手や足を動かしています。そのうちにハイハイをするようになり、つかまり歩きをはじめ、立てるようになると、好奇心いっぱいに歩き回ります。

この小さな子供の成長過程を見れば、人間の健康の根本は、食べること、寝ること、動くことになることがわかります。この三つのバランスが保たれていることで、私たちは健康になり、病気にならない体ができるのです。

食事をとらなければ、栄養不足になって体は徐々に衰弱していって、最後には命を落としてしまいます。食べ過ぎれば肥満になり、生活習慣病や心臓疾患などの病気になります。眠らなくても、疲れがどんどんたまっていって、しだいに精神的に追い込まれていき、やはり命にかかわってきます。

同じように、体を動かさない生活を続けていると、体の機能は衰え、異常を起こします。もし、食べて寝るだけを繰り返し、まったく体を動かさない生活を続けていたら、体は確実におかしくなります。肩こりや腰痛がまずあらわれ、しだいに太りはじめて、肥満が進んでいき、生活習慣病になります。精神的にも、自律神経失調症が起こり、倦怠感、貧血などの症状があらわれるでしょう。

体を動かすことで、血液やリンパ液の流れがよくなり、筋肉の活動が促され、新陳代謝が活発になり、体は活性化し、健康になります。筋肉が刺激されることで、筋肉に乳酸などの老廃物がたまらなくなることで、凝りや疲れがとれ、毒素がでやすくなって、汗と一緒に排泄されます。

血液の循環がよくなれば、栄養素や酸素が体の隅々にまで行き届き、エネルギー代謝が活発になり、活力が生まれ、代謝物も血液によって運ばれ、排泄されるために、体内にたまりません。リンパ液の流れがよくなると、免疫機能が高まり、自然治癒力が向上し、病気になりにくく、治りやすい体ができます。

中国医学では、太極拳や気功が健康法、病気の予防法、病後のリハビリとして重視されるのは、体を動かすことで、新陳代謝が活発になり、体のさまざまな機能が高まるために、病気の予防やリハビリになるからです。

運動といっても、毎日、何時間もする必要はありません。通勤、通学、買物のときにクルマや電車を利用していたのを歩きにして、うっすらと汗をかく程度の速さで歩くだけで効果があります。

また、朝と夜に一〇分ずつ、ストレッチや体操で筋肉に刺激を与え、ほぐすだけでも、血行はよくなり、肩こりや腰痛などが起こりにくくなる効果があります。毎日、体に負担がかからない範囲で、体を動かし、すこしでも汗をかくことがたいせつなのです。

健康の基本は三通にあり

中国医学には三通という考え方があります。三通とは気の流れ、血の流れ、水の流れのことで、この三つの流れがよければ、体は健康です。たとえば、風邪をひいたとしても、三通がいい人は症状がひどくはならず、すぐに治りますが、三通が悪い人はこじらせてしまい、なかなか治りません。お酒を飲みすぎたときでも、三通がよければアルコールの分解が早く、二日酔いになりませんが、悪いとひどい二日酔いになって、何日も調子が悪いといったことが起こります。

気の流れはわかりやすくいえば、精神力やエネルギー、気力といえばいいでしょう。気の流れが悪くなると、精神的に不安定になり、自律神経のバランスが崩れるために、さまざまな症状が起こります。四肢の動作や腸の蠕動《ぜんどう》が悪くなるために、便秘がちになり、心臓の働きもおかしくなって、不整脈などの症状がでます。また、気の流れは血の流れにも影響を与え、気の流れが悪くなると、血流も悪くなり、血栓の原因ともなると考えられています。

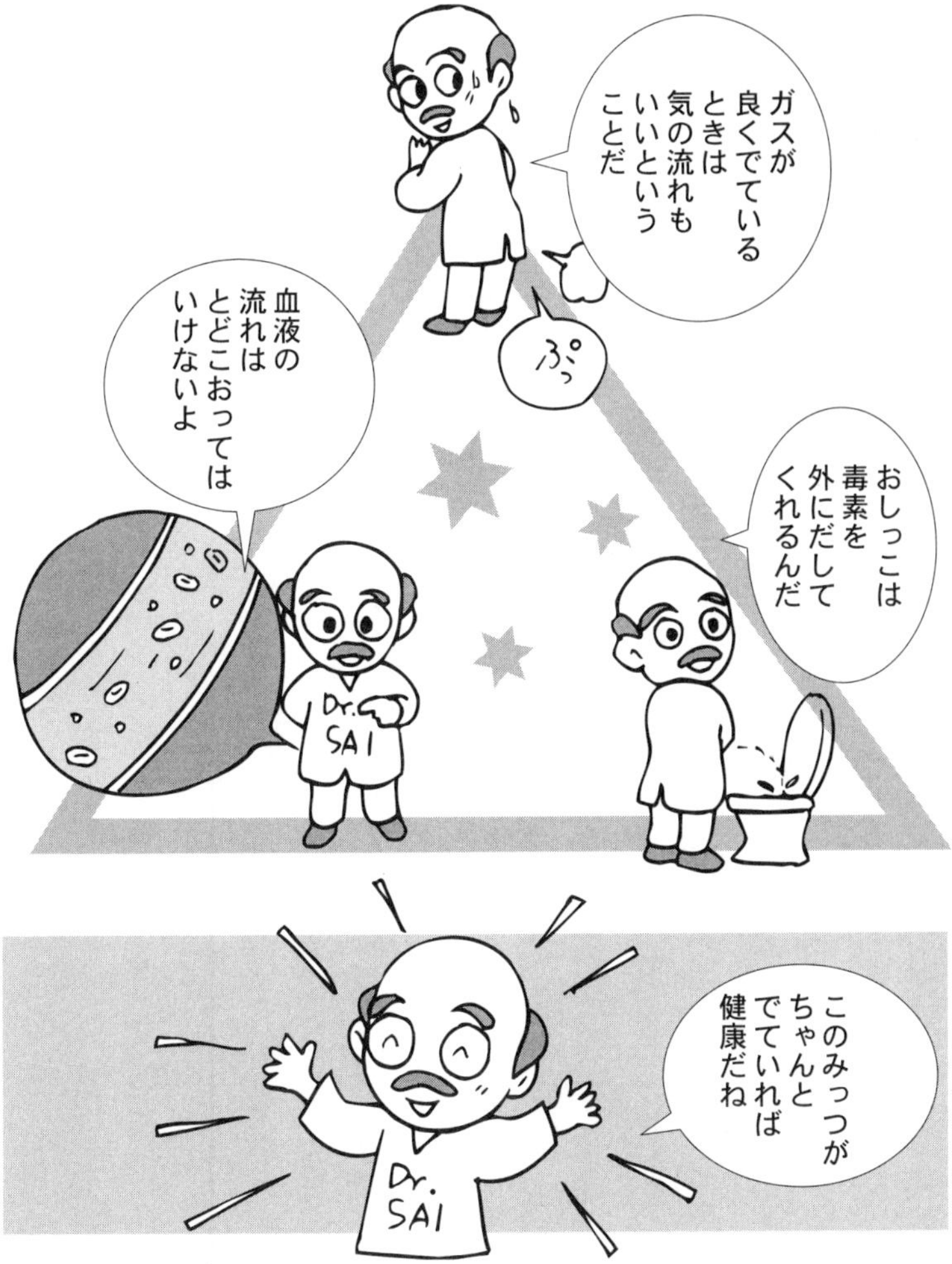
ガスが良くでているときは気の流れもいいということだ
ぷっ
おしっこは毒素を外にだしてくれるんだ
血液の流れはとどこおってはいけないよ
Dr. SAI
このみっつがちゃんとでていれば健康だね
Dr. SAI

血の流れは、血液循環だけでなく、血液の状態や造血機能なども含みます。血の流れは生命活動の根本で、血の流れが悪くなれば、体にはさまざまな障害が起こり、命が脅かされることもでてきます。

最近、血液がドロドロになることが、脳血栓や狭心症、脳梗塞など、多くの病気の原因になるといわれ、話題になっていますが、そうした状態を漢方医学では瘀血《おけつ》といいます。血液がドロドロになり、血の流れが悪くなれば、栄養素や酸素が体の隅々にまで行き届かなくなるために、新陳代謝が衰え、体は活力を失っていきます。

また、血の流れは循環器だけでなく、消化器にも大きくかかわっていて、血の流れが悪くなると、食べものや有害物質の分解、排泄がうまくいかなくなり、便秘になるとともに、毒素が体のなかにたまりやすくなり、それによって内臓が痛めつけられます。

水の流れは腎臓、尿管、膀胱、尿道という泌尿器の経路です。人間の体の八〇パーセントは水分で、水の流れは細胞をいい状態に保ち、余分な水分と一緒に体内の毒素を排泄するためにも重要です。水の流れがよくなれば、痛風や結石になることもなくなり、有害物質や病原菌、ウイルスが洗い流され、病気になりにくくなります。

三通の状態とバランスを見れば、その人の健康状態はおおよそわかります。三通がバランスよく、いい状態で、病気の人はいません。三通のどれかが悪くなっていれば、いまは病気でなくても、遠からず病気になります。

三通は体の排泄作用と対応しています。血通は便通、水通は尿、気通はガス、つまりおならです。便秘であれば血の流れが悪くなっていることが疑われ、尿の出が悪ければ水の流れが悪くなっています。ガスが出ずに腸が張っているようなときは、体のなかでは気の流れが悪くなっているのです。

大便、尿、ガスがよくでるかどうかは、自分の健康状態を知るバロメーターです。よくでていれば、三通がよく、体の機能は活発で、毒素も排泄されているために、病気の心配はありません。もし、便秘や尿の出が悪い、ガスがでないということがあれば、病気にならないために、三通をよくすることがたいせつです。

私が考案した三通を調整するお茶がある

以前紹介した三五種類の野草を調合したハーブ栄養補助食品は、それぞれの野草の作用が相乗的に働いて、三通をよくし、体を内側から健康にして、病気の予防、治療、リハビリに高い効果を発揮します。

このハーブ栄養補助食品の姉妹品として、もっと気軽に飲めるようにと、一五種類のハーブを選んで調合して開発したのが「三通茶」です。緑茶やコーヒー、麦茶などのかわりに、食事中や食後、喉が渇いたときの水分補給に三通茶を飲めば、三通が促進、改善されて、健康になり、病気の予防、回復に役立ちます。

たとえば、ニキビや吹き出物、シミができたときには、「三通茶」を毎日一リットル飲むようにすれば、一〜二週間で消えてしまいます。ニキビやシミは体のなかにたまった毒素が出ようとしてできるもので、「三通茶」の作用によって三通がよくなり、毒素の排泄が高まるために、ニキビやシミなどが早く消えるのです。

アトピー性皮膚炎や尋常性乾癬などの皮膚病でも、症状が軽い場合には、「三通茶」を飲むだけでも、体内毒素の排泄が促進されて、六カ月ほどで症状はほとんどなくなります。ひどい皮膚病でも、ハーブ健康補助食品、鍼灸、カッピングと「三通茶」によって、ほぼ一〇〇パーセントの確率で完治します。

風邪のひきはじめのときにも「三通茶」は有効です。熱い「三通茶」を五〇〇ミリリットル飲んでから、暖かくして寝ると、汗がよくでて、悪寒はすぐにおさまり、熱も翌日には下がります。お酒を飲みすぎたときには、寝るまえに温めた「三通茶」を五〇〇ミリリットル飲んでから寝るようにすれば、翌朝には気分がすっきりしていて、二日酔いに悩まされるようなことはありません。

咳や痰がしつこくでるときは、毒素が気管支にたまっていて、痰となって排泄されようと、気管支粘膜を刺激しているのです。こうした場合は、熱い「三通茶」にネギの千切りと少量の砂糖を加えたものを一日に一リットル飲むようにすると、痰が早く切れるようになり、咳も収まっていきます。

鼻水や下痢が止まらないときには、温かい「三通茶」にショウガ、ネギ、砂糖を入れたものが効果があります。これをやはり一日一リットルを目安に飲めば、すぐに鼻水も下痢も止まります。

「三通茶」は気の流れ、血の流れ、水の流れという三通を改善し、体の代謝を活性化させ、体内毒素の排泄を促す作用がありますから、体内毒素の蓄積が原因となっている糖尿病や高血圧などの生活習慣病、皮膚病をはじめとする慢性疾患、内臓疾患の治療を助けてくれるだけでなく、その予防にも役立ちます。

「三通茶」は野草の香り、味がするために、最初は飲みづらく感じる人もいるようですが、すぐにおいしいと感じるようになります。私のクリニックに訪れる患者さんには、日常的に三通茶を飲んで、三通の流れをよくすることで、治療効果を上げることを勧めていますが、多くの患者さんが病気が完治したあとも、健康の増進、病気の予防のために「三通茶」を飲み続けています。

体に毒をためないための七カ条

これまで説明してきたように、すべての病気は体内に毒がたまることによって起きます。病気を根本的に治すには、たまった毒を排泄するしか方法はなく、そのためには、ハーブ栄養補助食品、鍼灸、カッピングという私の考案した組み合わせがもっとも有効で、しかも副作用の心配がありません。

しかし、一番いいのは日頃から生活に注意して、体内に毒をためないように心がけ、体の内側から健康になり、抵抗力や自然治癒力を高めることで、病気にならない体を作ることです。

体の内側から健康になれば、生活習慣病や皮膚病などの慢性疾患、虚血性心臓疾患、脳血管疾患、内臓病などになる危険はなくなり、感染症を引き起こす細菌やウイルスが体内にはいっても、免疫機能が働いて撃退して、病気にならずにすみます。たとえ感染したとしても、自然治癒力が高いために、症状は軽く、短期間で治るはずです。

私たちはみなガン因子を持っているように、生まれつき、いくつもの病気になりやすい要素をもっています。でも、その病気になるかならないかは、その人の心がけ、生活次第です。

体に毒をためないような生活をしていれば、生まれ持った悪因子は動き出さず、病気にはなりません。病気になるのは、生活習慣の乱れによって、体のなかにたまった毒が、病気の因子を働かせてしまった結果です。

そこで、体のなかに毒をためず、病気にならないための生活上の注意点を紹介しておきます。

①食生活の乱れに注意し、野菜中心の食事を心がけ、肉食は避ける
②体の三通をよくして、体内毒素の排泄を促す
③毎日体を動かして、汗をかく
④食べ過ぎ、飲みすぎ、働き過ぎ、遊び過ぎ、過労などを避け、なにごとも適度を心が

ける

⑤化学薬品を使わない

⑥規則正しい生活を送り、休養、睡眠を十分にとる

⑦ストレスをためず、いつも精神的に余裕を持ち、クヨクヨしない

以上の七カ条を守った生活を続けていれば、体のなかに毒素がたまって、体調を崩したり、病気の原因を作ることはありません。

私たちは生まれたときに病気の悪因子を持っているだけでなく、一定の寿命も決められています。しかし、生活しだいでその寿命が縮むこともあれば、延びることもあります。いつまでも健康で、長生きできるかどうかは、自分にかかっているのです。医学はその助けをしてくれるもので、医師はアドバイザーに過ぎません。体に毒をためないこと、これが自分の健康と体を守る基本なのです。

付録——万病予防の120カ条

毎日の生活が病気を生み、病気を治し、病気を予防する

地球上のすべての動物（人間も含めて）は、すべて考え・食べ・仕事をして・遊び・病気をしながらこの世を去っていきます。病気を一度もせずに、いつまでも元気で生きていくにはコツが必要なのです。このコツを抜きにして、元気で健康には生きられません。

人間の体は細胞の集合体で、この細胞がうまく活動しないと体に支障がおきます。そしてその支障を処理するのが医師の仕事なのです。

しかしその支障を正しく上手に処理しなければ支障が本格的な病気に変わってしまいます。現代医学の科学薬品には、体の支障を処理する力はなく、ただ細胞の働きを抑えるか、その細胞に単にエネルギーを加えるだけのものなのです。ですから、化学薬品は人体や動物の体に役に立たないのです。

では、体の支障を解くにはどのような方法があるのでしょうか。その方法とは、体内毒素（体内一毒）を体外に排出することです。

その方法の第一は、体内へ毒を入れないようにすることです。食べ物に注意して動物性の内

臓・卵・肉など毒を多く含んでいる食品を食べすぎないようにすることが大切です。誰でも美味しいものはたくさん食べたいものです。しかし、美味しいものほど化学薬品や腐敗した蛋白などの毒素を多く含んでいて、自然に体内毒素はたまってしまいます。

第二の方法は、そのたまってしまった体内毒素を自力で排泄処理することです。その排泄機能を高めるために、体全体の機能を高めなければいけません。日本のことわざにある「快眠・快食・快便それに運動（ジョギング）をして汗をかくこと」これこそが、元気で生活していくためのコツなのです。約10人に6人の人がこのコツを知らずに生活が乱れているので、体内一毒もたまり、何らかの病気（万病）が始まってしまっています。

万病は一毒からなるのです！　それぞれの病気は、性質・部位・状態によって医者が様々な病名を付けているものです。何千何万という病気は存在しますが、根本的な原因は体内一毒しかないと考えてよいのです。病気を予防し治療するには、いかに一毒を体内に侵入させずに排出するか、それしかありません。これが本書で紹介した万病一毒論です。

万病一毒論では、三大治療法、①鍼灸、②カッピング（吸引瀉血療法）、③三通茶、によって一毒を排出します。

①鍼灸……鍼灸治療の中でも現代西洋医学に基づくものが副作用はなく、即効性があり、もっとも効果的で、より人体にとって便利で安全である。病気の予防には月に1回、治療するには連続3回受けることで、すべての病巣が解消します。

②カッピング（吸引瀉血療法）……体の表面にある局所の一毒を吸い取ります。体の表面に詰まった毒を吸い取ることで確実に一毒を排出することができ、血液の循環が良くなります。これが健康につながり、慢性病・成人病・皮膚病などのあらゆる病態に対応できるのです。とくに腰痛・背部痛・肩こり・頭痛・脳溢血などの予防に優れています。

③三通茶……ハーブ茶により、体の三通のメカニズム（血通・水通・気通）の機能を高め、強化することで「快便・快食・快眠」につながり、一毒を排出する効果を高め、それが健康につながるのです。

「万病」という言葉があるほど、人間には病気が多く存在し、病院はつねに超満員で4時間待ちの5分診察の悲惨な状態です。国家予算での医療費は31兆円にまで跳ね上がっています。民間においても健康食品産業が15兆円にも上っており、その根本的な原因のすべては、国民を治療しきれない病院、医師にあることを意味しています。

病院に通っても、治らないだけでなく、通うほどに症状は悪化し、重症になることもあります。さらに、一生治らないこともあります。医療保険制度によって、医師が眼を向けるのは医術ではなく、算術なのです。

しかし、逆を言えばそのような現状にもかかわらず、患者が医者に頼りすぎているともいえます。生活習慣を改め、体内毒素を増やさずに減らしていくことを心がけない限り、病は治すことができません。この知識をすべての患者とその医師たちに捧げることが、私の医師である最後の責任であると思っています。

《万病予防の120カ条》

1. 万病は口からはいり、災いは口から出る
2. 万病を治療するには休息しかなく、休息は万病に効く。よってただ何もせず3カ月入院しても刑務所にはいっても万病は治る
3. 万病は食事からなり、ストレスはただの引き金である
4. 外食などによってたまる一毒で誰でも病気になる
5. 病気は生まれつきのものが多く、ストレスは体内に眠っている病気をひき起こすだけ
6. 普通の生活の中では不注意が万病のもとである
7. 皮膚のかゆみは食事から発生し、皮膚病は病院に通院し始めてから発生する
8. 動物性蛋白（牛・羊・豚・魚・・・）は人間にとってのかゆみのもとになる
9. 化学薬品は人間の体にとって毒であり、かゆみのもとになる
10. 病気になるのは自分の責任。何でも欲しがる欲張りは、結局自分の体に無理を与える
11. 病気が悪化するのは医者の責任。正しい指導をせずに99％化学薬品（毒）を与えてしまう

12. 病気で死ぬことはあなたの業であり、運命である
13. 病気を治し、命を延ばし、天命をまっとうすることはあなたの総合的な知恵による
14. 休みを多く取ることでもっと長い人生の旅を歩いていける
15. 狭い日本を急げば急ぐほど命を縮める。余裕を持たなければすべてを壊してしまう
16. あなたの毎日の生活をコントロールすることは、あなたの人生にお余裕を与え、生活・仕事などに追われることは、病気になり命を縮めることにつながる
17. 天雨維湿、不潤無根之草……根がない草はいくら雨が降っても生えない
18. 医門維深、不救無命之人……命がない人はいくら医学が進歩しても救えません
19. 佛門維廣、不渡無縁之人……縁がない人はいくら仏に神力があっても救えません
20. 地気維霊、不養無心之人……心がない人はいくら地の理・水・空気が良くても養えません
21. 野菜食を中心とすれば病気になりにくい、これは鉄則！
22. 毎日3〜4時間体を動かせば病気の予防になる、これも鉄則！
23. いつまでも歓喜心を持てば病は侵入しがたいものである
24. すべての持病は背中の健康を損なった証拠である。背中は内臓からの赤信号が点滅する場所である

25. 95％の病気は体内毒素がたまって起こるものである。毒素をためない方法は運動・休息・鍼灸・三通茶の四大法である

26. つねに体の内部の三通効果を維持していれば病気は少なくなる

27. 漢方薬は優れた薬草ではないが悪い副作用が少ない。同じ治療もどうせ治すなら自然に治るほうが良い

28. 化学薬品は優れた効果もなく悪い副作用が多すぎる

29. 病気の予防・治療にもっとも優れた方法は鍼灸で、世の中に存在する最高の治療法である

30. 中国の鍼灸は五千年の歴史があるが実践治療には不向きであり、西洋医学の外科鍼灸がもっとも効果がある

31. 体の皮膚、鼻、目、耳、尿道、肛門は生命の排泄機能を持つ器官で、唯一〝口〟だけが吸収口である。健康を保つには排泄と三通のメカニズムが重要である

32. 生命に食物は必要不可欠であるが、健康的に生きていくにはその食事に注意が必要である

33. Dr蔡の外科鍼灸は30年にわたる臨床・西洋医学の基礎に基づいており、実践に効果がある

34. すべての化学薬品は絶対に副作用が付いてくるので使用する時は厳重な注意が必要である。一度使い始めると止められず体調はつねに不調になり抜け出せない

35. 元気に生きていくために薬は必要ない。必要なのは運動・休息・過労を避ける・心身に歓喜を与えることである

36. 何を食べても口は楽しく、どの温泉につかっても結局は休息である、どんな薬を飲んでも心の慰めでしかなく、安心を買うだけである

37. すべての軟膏（ステロイド、非ステロイド共）は人間の皮膚に使用してはいけない。そのかゆみ、かぶれ、発疹、発赤などの副作用により皮膚症状は悪化する

38. 厚生省で認可されている薬品（化学薬品・漢方薬）は医師の使用許可がでるという意味であり、かならずしも効果があるということではない。名前だけが先走り、有効であるかどうかはわからない

39. 病気を治す力は自分にある。病院や医者はただアドバイスを与えるだけであり、結局は自身の力と実行によって決まる

40. 金に忙しい人間は脳梗塞になる。金は四足、人は二足、金を追いかけるよりやってくるのを待つしかない

41. 余裕のある人は腹上死か衰弱死する

42. つねに睡眠不足でいると脳溢血になる、血液内酸素の量が少ないためである

43．ステロイドやプロトピックなどの軟膏は皮膚病の特効薬ではない。軟膏を一度使用し始めると、人間の皮膚組織を破壊してしまう。世界の皮膚病治療の概念を根本から変えない限り皮膚病は一生治らない

44．抗アレルギー剤、かゆみ止めは絶対にアレルギー体質・アレルギー鼻炎・アレルギー皮膚炎に使用しないこと。これらを使用すると体内のリンパ液が膿に変化して体外にでてくる。これはアレルギーを抑えるよりもアレルギー性疾患を悪化させるだけ。これを使う現代の医者がいかに不勉強で製薬会社のいいなりであるかを示している。

45．病気はすべて体内毒素の蓄積によるものなので、体内毒素をいかにだすかが大事である

46．体の三通メカニズムの崩れは不調の始まりで長時間たつと大病になってしまう

47．耳鳴りはすべて寝不足からなる。病院に行くより毎日早く家に帰り愛妻からサービスを受けたほうがよい

48．朝早くからゴルフをして、日中忙しく仕事をする、夜はクラブで接待や深夜まで飲み歩く……。ひとつしかない大事な命もこれではすぐに天国か地獄に召集されるでしょう

49．主婦が毎日家事に追われ、子供の面倒を見て、深夜まで旦那の帰りを熱い風呂を沸かして待つ……。これは自律神経失調症や回転性めまい（メニエール症候群）になる元凶である

50. 毎日7〜8時間同じ姿勢でデスクワークをして、気分転換は昼食の短い休憩だけ……。そんな毎日では半年で水虫・にきび・湿疹を発症することになる

51. 外食するたびに牛肉・魚・鶏・豚などをぐるぐる回転させて食べていたら、3年で水虫や蕁麻疹《じんましん》を発症する

52. ほとんどの人間が年に1〜2回風邪をひく。もしもあなたが月に1回など頻繁に風邪をひくなら、今かかっている病院に問題がある。治療方針を変えるべきである

53. 口内炎は胃潰瘍の前兆、ある意味では体内毒素がたまり、ほぼ満タンの状態だと考えられる。生活習慣を変えなければ色々な病気に進展するだろう

54. 牛骨・豚骨・とりがらスープはスタミナ源であるが、かゆみのもとにもなる

55. 若い時期から関節炎がある人は、将来禿げるか乾癬になるだろう。早くDr蔡に相談したほうがいい

56. 21世紀の現在、いくら科学が進歩しても人間の体のメカニズムは紀元前の状態から99%変化していない

57. 癌の特効薬は休息をし、欲をなくし、何事にも余裕を持つことである

58. 無能な医者ほど勝手に患者の病気を重症か癌かなど決めつけることが多い

59．抗がん剤は癌に効かないばかりでなく、あなたの命を縮め苦しめる。癌の特効薬とは、ただちに重労働を辞め、楽な仕事に切り替えるか休暇をとり、Dr蔡のいうことに従うことである。人生観を変え、欲をなくし、人間らしい生活に変えること

60．人間にはそれぞれ寿命がある。天寿を全うするということは命の限り生きるということ。現代医療では自然に生かさず化学薬品を不要に体内に入れてしまうが、それは大病・小病などすべてに意味がない。現代医療で役に立つのは大出血・外傷・骨折などの手術だけ。予防にも治療にも役に立たない

61．食生活が豊かになった現代では成人病・慢性病が人間に襲い掛かってくるのは当然である。いつまでも20代のように動いていたいなら、肉魚食をせめて1～2割に、8～9割を野菜にすればよい。そうすればSARSにもならず、成人病、慢性病にもならない

62．適量の空気・水・食があれば100歳まで生きられる。力持ちになりたいか、もっとSEXを楽しみたいなら多少肉や魚を食べればよい。バター、チーズ、魚卵、トロは単なる強壮剤であり、人間の寿命にとってむしろ害になるものである

63．ほとんどの病気の源は、動物性食品からなる、体内一毒である。西洋では一毒をウイルス（Virus）と呼び、その流れによって病気が違ってくる。脳神経細胞にくれば眩暈《めまい》・頭痛、

目にくれば充血・めやに、耳なら中耳炎、口にくれば口内炎・舌炎、歯にくれば歯槽膿漏、のどにくれば扁桃腺炎、食道にくれば食道炎、胃にくれば胃炎・十二指腸炎、肝臓にくれば肝炎、ほかにも肺炎、SARS、狭心症、大腸炎、前立腺肥大、関節炎、アレルギー疾患などあらゆる病気が一毒によって発症する。ゆえにその一毒をいかになくすか（三通茶）、いかに外にだすか（吸引瀉血、カッピング療法）、その一毒を減量させるか（鍼灸療法）、が一番重要なポイントで、けっして化学療法ではなし得ない

64. Dr蔡の病気予防、治療の原則はあらゆる皮膚病に対してだけでなく、内科・婦人科・美容などすべてに照準されていて、一石二鳥である。人間が若返ることのできる唯一の方法である

65. 99%病気が1～3回の鍼灸治療で、85%以上改善させることができる

66. 癌の見分け方は病院での検査に頼るのではなく、自分自身によく問いかけるほうが正解である。顔色すぐれず・疲労倦怠感・痛みがつねにあれば癌になる可能性が強い。癌になっても何もせず生活を改めず欲張りを続ければ3～5年で死ぬ、怖くなり病院のいいなりであらゆる化学療法を受ければ2年以内で死ぬ、これが本当の癌である。良い治療を受けて2年以上、5年以上生きていられるのならそれは癌ではない

67. 生きるとはいつまでも元気で動いていられること。毎日元気に動くためには朗らかな心を持たないといけない

68. 医師は単なる病気に関するアドバイザーであり病気を治す魔法の使者ではない

69. 気管支喘息は二十歳前の患者なら、背部鍼灸を毎週1回と生活習慣に対する指導を受ければ6カ月以内で根治させることができる

70. 全体医療とは、すべてに精通した医師が行なう治療のことである。少なくとも内科・精神科・産婦人科・皮膚科・漢方科・鍼灸科を臨床しなければならない

71. 健康食品は健康という意味だけで、これにただ従ってしまえば徐々に命を取られてしまう。なぜなら健食を作る人間が医師（臨床医師）ではなく、研究室で生化学・農学・生物学・理学などペーパー上の研究だけを行なっている研究者なので、実際の病気というものをまったく理解していないのである。病人を知らない人間がどんな健食をつくれるというのか？

72. 信用できる健康食品や民間療法は少ない。ほとんどが悪徳療法である。しかしこんなに流行してしまうのは患者を治せない、信用が得られない医師の責任でもある

73. 野菜食の人は絶対に肉食の人よりも健康であり、病も少ない。

74. 健康食品はほとんどが単なる強壮剤で基本は油（脂肪）成分で作られ

る。その脂肪、油、内臓や骨のエキスなどはすべてDNAの固まりで、たとえばスクワレンは鮫油で血管や梗塞の原因、蟹エキスは単なるDNAだが皮膚疾患の原因であり、このような高栄養素を過剰に取りすぎることで成人病や慢性疾患の原因となるのである。ちなみに椎茸エキス・いちょう葉エキスは単なる葉緑素で、アガリクス、椎茸、霊芝は　利尿作用のあるエキスで癌に有効に効くわけではない。民間企業の医療への介入が国民健康にとっての危険信号である。重要な医療政策は自分で自分の身を守ることである

75. 偏った知識をもった医師が患者を診断することは危険である。最低でも内科・精神科・婦人科・鍼灸科・漢方科の臨床経験が必要である

76. ベテランの臨床医師というものは、検査なしでも問診・触診・見診だけで、70〜80%の病態を把握できる

77. ベテランの臨床医師は鍼灸と5種類の漢方薬だけで98%の病人を治療・改善することができる。他の方法には頼らないものである

78. 過食・過労・過SEX・プラス金に忙しい人間が癌や脳梗塞になる

79. 過食・過労・過SEX・ストレスは万病の引き金になる、これらを軽減すれば死に至る病気もかなり減る

80. 体内一毒と生まれつきの遺伝子（DNA）が万病の元である
81. 神様は人間に対して絶対に平等である。貧乏人には健康な体を与え金持にし、金持ちには病弱な体を与え早く地獄に行く。誰でも平等、悪い行いが多い人間は早く地獄に行かせる
82. 狭心症・脳梗塞の源は同じで、すべて食生活と生活習慣で運命が決まる
83. 毎日朝・晩に30分ずつ体操やジョギングができる人は狭心症や脳梗塞にはならない
84. 高血圧の人は脳溢血で亡くなることが多い。注意すれば10年命を得することになる
85. 肝硬変の人は食道静脈瘤が破裂して吐血して亡くなることが多い
86. リウマチ・関節炎の人は人工関節になる確率が80％である
87. 気管支喘息の人は最後には重積発作による呼吸困難で亡くなることが多い
88. 糖尿病の人は網膜出欠と脳溢血で亡くなることが多い
89. バイアグラを常用する人は脳溢血か腹上死することが多い
90. 鮫のエキスを常用する人は、その過剰な油分による狭心症や、心筋梗塞で亡くなることが多い
91. SARSで死ぬ人のほとんどが合併症（癌など）を潜在させている人である
92. 癌が発見されたら、即仕事を半分に縮小して生活を上手にコントロールすれば20年生き延

びることができるが、病院のいいなりになってしまったら50％の人が3カ月であの世行きである

93．SARSは乱食から起こったものであるがAIDSは乱SEXの産物である

94．ケミカル（新薬）の感冒薬を毎日5年間服用し続けた80％の人間が脳溢血で死ぬ

95．背部鍼灸は副作用がなしで確実に万病を治療することができる鍼一本が体の障害を解く鍵なのである

96．血液検査は単なる血液の中に含まれる因子を検出するものであり、血管外の因子や組織内の因子は検出することはできない。これは体全体の1／5の割合である。血液検査では体のすべてを語れない

97．現代の技術で血液の中の悪因子を検出できるのはごくわずかであり、それですべてを知ることはできない

98．人間は皆それぞれの健康法を持っている、それがない人は寿命の途中で命を終わらせることになる

99．体を養うにはつねに動いていればよい。心を養うにはつねに静座・瞑想すればよい

100．65歳以上で3カ月以上の長旅に出た人が帰国後に癌の宣告を受けることが多い

101．体内に癌の悪因子を潜伏させたまま20年以上喫煙を続けた人が突然禁煙すると、その3カ月以内で癌の宣告をされることが多い

102．体内に癌の悪因子を潜伏させたまま20年以上飲酒を続けた人が突然禁酒すると、肝癌の宣告をされることが多い

103．肉食の人の平均寿命は70歳、野菜食の人は80歳、かなり注意をして生活している人は90歳である

104．多忙な毎日でつねに興奮気味の人は病気になりにくく、体を傷めても病気だと感じることも少ない。しかしいったん心の興奮が静まると即大病を患って死に至りやすい

105．心身ともに注意を払っているとすこし長生きできる。臆病で慎んで人生を歩む人は、ちょっと長生きできる

106．自分の体を気にしすぎて、ちょっと具合が悪かったら医師と相談する人は自分の判断力が無い。すべて医師の言う通りになる人は命が短く、実験されて死んでしまうケースが多い

107．人間の体を把握することができる医師は、医師免許を持っている医師の10％である。だから医師の言いなりだと自分が壊れてしまう。医師を信じるよりまず自分自身を信じるほうがよい

108 病気をせず長生きするには、漢方薬と鍼灸が効果的である。これも鉄則！

109 少食が健康の基本で、多食だと病気がちである。欲が少ないとつねに安全な人生を歩めるだろう

110 人生は一度きりである。来世があったとしても別人でしかない。同じ考えが生まれるかもしれないがまったく同じことを繰り返すことはできない。人間が生きていくには健康な肉体と智恵が不可欠であり、良い一生を生きることも悪い一生を生きることもすべて自分しだいなのである

111 神はつねに人類に対して平等であり、人が一生で食べる食の量も決まっているのである。多食の人は早死にし少食の人は長生きする

112 現代の医療保険制度とはすべてが医師の錬金術であり、技術の向上とは無関係である。一度で治せるのに何度にも分けて通院させたり、一本鍼で治せるのに大きな手術をしたりする。すべて患者のためではない。病気のデパートを作りあげているのである

113 「病気を治すということ」それはけっして医師の力でも神の力でもなく、自分の体力と休養によるのである。自分の技術と体力と、神と薬の力で患者を治療できると思い込んでいる医者は多い。いくら医学が進歩しても病気を治す力はけっして作れない。つねに自己管理

を怠らず、体を養っていくことが一番重要である。何千万円を使っても30分休息する時間をお金で買うことは不可能である。このことをしっかり覚えておくべきである

1.14 多発性関節炎・関節炎はすべて食事が元でなる。病院へ行っても薬はなく消炎鎮痛剤を服用しても効果がなく、副作用ばかりである

1.15 気管支喘息・アレルギー性鼻炎・花粉症は体質の病気なので、2〜3年間薬を服用しても治らないだけでなく、湿疹や脂漏性皮膚炎のきっかけを作るのである

1.16 慢性病・成人病・糖尿病・痛風・肝炎・脂肪肝・高脂血症・すべて体質と食事習慣による疾患で収入と支出が不均衡な人がかかりやすい。病院に通院して薬を服用するよりも、自身の生活習慣を改めて仕事も無理をせずに休むことが一番である

1.17 多くの内臓疾患の原因は過労である。効果のある薬はほとんどないので仕事をセーブし、できる限り家で休むことが一番である

1.18 癌の起因は過労なので、長い命が欲しいのならまず休暇をとり、食事習慣を変えることである

1.19 抗生物質・副腎皮質ホルモン・消炎鎮痛剤は安易に使用しないこと。一度使用してしまうと一生止められず、命を縮めるだけである。人間は自然に生きなくてはならない

120

「快眠・快食・快便」、「気・水・血の流れをスムーズにすること」この2つは体調を正常に保つために必要不可欠なものである。これを正常にする効果がある三通茶を常に服用することがいかに大切かがわかるだろう。信じないより信じたほうが病気をせず長生きできるだろう

皮膚病は病院では治らない

2003年11月10日　初版第1刷発行

著　者　　蔡　篤俊
発行者　　大滝　昇
発行・発売　ゴマブックス株式会社
〒105-0001　東京都港区虎ノ門3—10—5　ミズサワビル5F
電話　03(3434)3444
印刷・製本　暁印刷

2003 Printed in Japan　ISBN 4—7771—0008—1　C0047